HAARE SCHNEIDEN MIT SYSTEM

Hair & Beauty

von
Christine Rottler (Konzept, Text und Frisuren)

Dirk Andresen (Fotos)
Gabriele Heinisch (Grafiken)

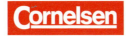

Redaktion: *Annette Lindner-Focke*
Außenredaktion: *Silke Telschow-Malz*
Umschlaggestaltung: *Rosendahl Grafikdesign,* Berlin
Titelfoto: *getty Images / Image Source*
Layout: *Petra Jentschke*
Layoutanpassung und technische Umsetzung: *Oxana Rödel, Absatz DTP-Service,* Berlin

www.cornelsen.de

Die Links zu externen Webseiten Dritter, die in diesem Lehrwerk angegeben sind, wurden vor Drucklegung sorgfältig auf ihre Aktualität geprüft.
Der Verlag übernimmt keine Gewähr für die Aktualität und den Inhalt dieser Seiten oder solcher, die mit ihnen verlinkt sind.

1. Auflage, 1. Druck 2011

Alle Drucke dieser Auflage sind inhaltlich unverändert
und können im Unterricht nebeneinander verwendet werden.

© 2011 Cornelsen Verlag, Berlin

Das Werk und seine Teile sind urheberrechtlich geschützt. Jede Nutzung in anderen als den gesetzlich zugelassenen Fällen bedarf der vorherigen schriftlichen Einwilligung des Verlages.
Hinweis zu den §§ 46, 52 a UrhG: Weder das Werk noch seine Teile dürfen ohne eine solche Einwilligung eingescannt und in ein Netzwerk eingestellt oder sonst öffentlich zugänglich gemacht werden.
Dies gilt auch für Intranets von Schulen und sonstigen Bildungseinrichtungen.

Druck: CS-Druck CornelsenStürtz, Berlin

ISBN 978-3-06-450266-6

 Inhalt gedruckt auf säurefreiem Papier aus nachhaltiger Forstwirtschaft.

Vorwort

„Dreimal abgeschnitten und immer noch zu kurz!" Diesen entsetzten Aufschrei hat sicher der eine oder andere Auszubildende im Friseurhandwerk schon einmal getan, als er mit dem Haareschneiden begann und noch keine Vorstellung vom systematischen Aufbau eines Haarschnittes hatte.

Diese Systematik aber ist es, die – neben dem richtigen Umgang mit Werkzeugen und Schneidetechniken – einen guten Haarschnitt überhaupt erst möglich macht.

Das Haareschneiden ist und bleibt die Kerntätigkeit des Friseurs. Sie wird niemals durch Maschinen ersetzt werden können, weil die Anforderungen zu komplex sind: Auf die vielen individuellen Bedingungen eines Kunden – Haarstärke und -struktur, Wuchsrichtung, Konturenverlauf und Wirbel – kann keine Maschine eingehen, wohl aber ein professionell arbeitender Friseur.

Dieses Buch soll daher neben Schneidetechniken und dem Umgang mit Werkzeugen vor allem die systematische Vorgehensweise beim Haareschneiden vermitteln. Dies geschieht auf dreifache Weise: Zum einen zeigen Fotos die einzelnen Arbeitsschritte jedes Haarschnitts. Zum anderen stellen Grafiken die jeweiligen Abteillinien, Haltewinkel und Schnittlinien dar. Und schließlich wird jeder Arbeitsschritt noch einmal beschrieben und erklärt.

Das Ziel des Buches ist es, Auszubildenden und ihren Ausbildern Unterstützung beim Lernen und Lehren des Haareschneidens zu geben. Es eignet sich zum schrittweisen Erlernen von Haarschnitten und aller notwendigen theoretischen Grundlagen in der Schule, unterstützt aber auch bei der praktischen Ausbildung im Salon.

In der Prüfungsvorbereitung dient es der Wiederholung und dem schnellen Nachschlagen, insbesondere bei der Erstellung von Schnittgrafiken. Darüber hinaus kann es Wiedereinsteigern als Nachschlagewerk helfen, zu einer professionellen Arbeitsweise zurückzufinden. Und schließlich eignet es sich aufgrund der kleinschrittigen Erklärungen auch zum Selbststudium.

Die gelungene Darstellung der Arbeitsschritte verdankt dieses Buch der hervorragenden Arbeit des Fotografen Dirk Andresen und der Grafikerin Gabriele Heinisch, denen an dieser Stelle dafür herzlich gedankt sei!

Besonders herzlich möchte ich Hans-Christian Petersen danken, der mir vor allem bei der konzeptionellen Entwicklung des Buchs stets ein inspirierender Ansprechpartner war.

Nun wünschen wir Ihnen, liebe Leserinnen und Leser, viel Freude mit dem Buch, eine erfolgreiche Anwendung des Gelernten und viele glückliche Kunden – und dass sich der eingangs erwähnte Aufschrei in Zukunft erübrigt!

Christine Rottler *Wolken, im Juni 2011*

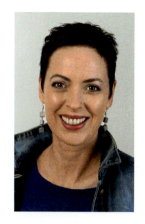

Autorin

Christine Rottler, Studienrätin, Kosmetologielehrerin an der Berufsbildenden Julius-Wegeler-Schule Koblenz, Friseurin, Visagistin, Mitglied der Prüfungskommission der Friseur-Innung Mittelrhein-Koblenz

Hinweis: Dem allgemeinen Sprachgebrauch folgend, wird in diesem Buch durchgängig die männliche Form verwendet. Selbstverständlich sind damit auch immer die entsprechenden weiblichen Personen gemeint.

Zum Gebrauch des Buchs

Im ersten Teil des Buchs erhalten Sie einen Einblick in die Techniken und Werkzeuge des Haareschneidens. Der zweite Teil des Buchs bietet Ihnen eine detaillierte Anleitung für das systematische Schneiden der vier Basisschnittformen.

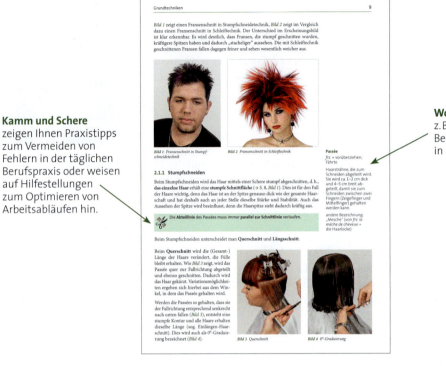

Kamm und Schere zeigen Ihnen Praxistipps zum Vermeiden von Fehlern in der täglichen Berufspraxis oder weisen auf Hilfestellungen zum Optimieren von Arbeitsabläufen hin.

Worterklärungen z. B. fremdsprachiger Begriffe finden Sie in der Randspalte.

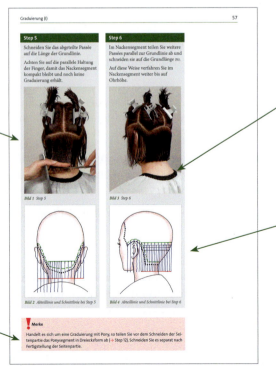

Klare **Fotos** mit erläuternden Texten führen Ihnen schrittweise das systematische Schneiden der vier Basisschnittformen vor.

Auf ein Anlegen einer **Halsmanschette** wurde bei Verwendung eines frisch gewaschenen Umhangs verzichtet, damit die technische Ausführung des Haarschnitts vor allem im Nackenbereich optimal sichtbar wird.

Schnittgrafiken unterstützen die Anleitung, indem sie Abteillinien, Abhebewinkel und Schnittlinien klar erkennbar machen.

Wichtige Hinweise und Merksätze zeigt Ihnen das **Ausrufezeichen** an.

Inhalt

1 Historische Entwicklung des Haareschneidens 7
2 Haarschneidetechniken 8
    2.1 Grundtechniken **8**
    2.1.1 Stumpfschneiden 9
    2.1.2 Schleifen 11
    2.2 Spezialtechniken **12**
    2.2.1 Fransen schneiden 12
    2.2.2 Stützhaare schneiden 14
    2.2.3 Ausdünnen der Haare 17

3 Werkzeuge 18
    3.1 Scheren **18**
    3.1.1 Haarschneideschere mit Mikrozahnung 19
    3.1.2 Haarschneideschere mit Rasiermesserschliff 19
    3.1.3 Haarschneideschere in Chirurgenform 20
    3.1.4 Haarschneidescheren mit ergonomischer Form 20
    3.1.5 Modellierschere 21
    3.1.6 Effilierschere 21
    3.1.7 Point-Cut-Schere (Softer) 22
    3.2 Klingengeräte **23**
    3.2.1 Rasiermesser 23
    3.2.2 Modellierer (Sifter) 23
    3.2.3 Razor 24
    3.3 Maschinen **24**
    3.3.1 Haarschneidemaschine 24
    3.3.2 Konturenschneider 24
    3.3.3 Trimmer 25
    3.3.4 Reinigung und Pflege der Werkzeuge 25
    3.4 Haltung der Werkzeuge und Passees **26**
    3.4.1 Haltung der Schere 26
    3.4.2 Haltung der Passees beim Schneiden 27
    3.4.3 Abhebewinkel der Passees 29

4 Ergonomie: Körpergerechtes Arbeiten 32
    4.1 Arbeitsposition **32**
    4.2 Entspannte Körperhaltung **32**
    4.3 Haltungswechsel **32**
    4.4 Ergonomisches Werkzeug **33**

5 Berücksichtigung der natürlichen Gegebenheiten beim Haareschneiden 34
    5.1 Haare **34**
    5.1.1 Struktur 35
    5.1.2 Wuchsrichtung 36
    5.1.3 Wirbel 36
    5.2 Anatomie **37**
    5.2.1 Haaransatz 37
    5.2.2 Kopfform 38

6	**Systematik**	**39**
6.1	**Vorbereitung**	39
6.2	**Schnittführung**	40
6.2.1	Segmentierung	40
6.2.2	Orientierung	41
6.2.3	Kontrolle	42
6.2.4	Modifizierung	42
6.3	**Systematik der vier Basisschnittformen**	43
6.3.1	Kompakte Form („Stumpfschnitt")	44
6.3.2	Graduierung (I)	54
6.3.3	Graduierung (II)	64
6.3.4	Uniforme Stufung	76
6.3.5	Erweiternd verlaufende Stufung	92
6.4	**Variationsbeispiele (Kurzanleitungen)**	107
6.4.1	Pilzkopf (Uniforme Stufung und Graduierung)	107
6.4.2	Gestufter Bob (Kompakte Form und uniforme Stufung)	108
6.5.	**Spezielle Haarschneidetechniken**	109
6.5.1	Objektverschiebung	109
6.5.2	Messerformschnitt	110
Stichwortverzeichnis		**111**
Bildquellen		**112**

1 Historische Entwicklung des Haareschneidens

Gekürzt wurden Haare schon vor Tausenden von Jahren. Von einer Systematik konnte aber damals und selbst bis vor einigen Jahrzehnten noch keine Rede sein. Eine Formgebung erzielte man früher durch das Flechten oder Hochstecken der Haare, später durch die Formung mit Wicklern oder Bürsten. Erst in den sechziger Jahren des vergangenen Jahrhunderts, also vor noch nicht einmal 50 Jahren, wurden Haarschnitte entwickelt, die allein durch den systematischen Schnitt die Formgebung bestimmen. Das Einlegen oder In-Form-Föhnen und der Einsatz von Hilfsmitteln wie Festiger und Spray wurden überflüssig gemacht. Auch heute noch sieht man einem gelungenen systematischen Haarschnitt bereits im nassen Zustand an, welche Form die fertige Frisur im trockenen Zustand haben wird.

Der „Erfinder" dieser systematischen Haarschnitte ist Vidal Sassoon. Er stellte 1963 seinen „Courrèges-Schnitt" vor (*Bild 1*), zwei Jahre später präsentierte er den heute legendären „Five-Point-Cut" (*Bild 2*) und löste eine regelrechte Revolution in der Friseurbranche aus. Charakteristisch für seine Haarschnitte waren strenge geometrische Konturen und ein perfekter Fall des Haares, der nur durch die durchdachte Systematik beim Abteilen und Schneiden erreicht werden konnte.

Auf dieser Systematik bauen letztlich alle heutigen Haarschnitte auf. Ausgehend von den gängigen Haarschneidetechniken soll im Folgenden erklärt werden, wie man einen Haarschnitt systematisch aufbaut. Dies geschieht am Beispiel der vier Basisschnittformen: der kompakten Form, der Graduierung, der uniformen Stufung und der erweiternd verlaufenden Stufung. Auf diese Basisschnittformen kann jeder Haarschnitt zurückgeführt werden.

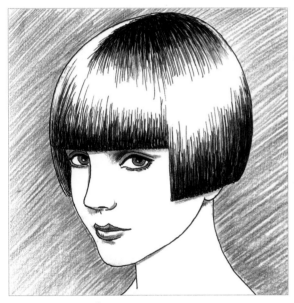

Bild 1 Courrèges-Schnitt

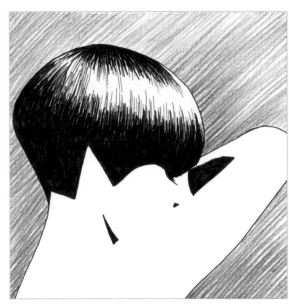

Bild 2 Five-Point-Cut

2 Haarschneidetechniken

Die Haarschneidetechniken, die bis heute entwickelt wurden, lassen sich in Grund- und Spezialschneidetechniken unterteilen. Die **Grundtechniken** beschreiben einfache Möglichkeiten, Länge oder Fülle der Haare zu verändern. Aus diesen Grundtechniken haben sich viele **Spezialtechniken** entwickelt, mit denen immer neue Effekte erzielt werden können. Wie unendlich die Vielfalt und die kreativen Möglichkeiten sind, zeigen die Trendfrisuren in den Modemagazinen: Je mehr Techniken man beherrscht, desto kreativer kann man Haare schneiden – und das macht dann richtig Spaß!

2.1 Grundtechniken

Grundsätzlich kann man Haarschneidetechniken unterscheiden in **Stumpfschneidetechniken** und **Schleiftechniken**. Aus ihnen haben sich alle anderen Techniken entwickelt. Jede Haarschneidetechnik ist also zunächst einmal entweder eine Stumpfschneide- oder eine Schleiftechnik.

Mit „Stumpfschneiden" und „Schleifen" wird beschrieben, auf welche Weise **das einzelne Haar** bei dieser Technik gekürzt wird:
- Stumpfschneiden bedeutet, dass das einzelne Haar durch den Schnitt mit einer Schere eine rechtwinklige, **stumpfe Schnittfläche** erhält (*Bild 1*). Der Fall der Haare bleibt dadurch kompakter, weil die Haarspitze die gleiche Haardicke aufweist wie Ansatz und Länge des Haarschaftes.
- Schleifen dagegen bedeutet, dass das einzelne Haar durch eine Klinge abgeschliffen wird und somit eine **abgeschrägte Schnittfläche** erhält (*Bild 2*). Dadurch verjüngt sich die Haarspitze, was entscheidenden Einfluss auf den Fall der Haare hat: Die Haarspitze ist feiner als Ansatz und Länge des Haarschaftes, der Fall der Haare wird dadurch weicher und fedriger.

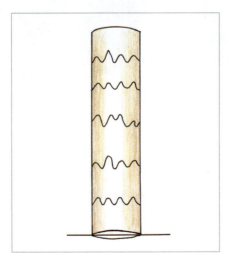

Bild 1 Stumpfschneiden

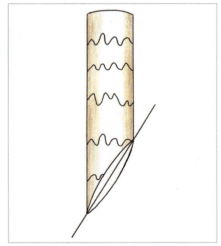

Bild 2 Schleifen

 Merke

Stumpfschneiden erfolgt stets mit der Schere und lässt das einzelne Haar kompakter erscheinen, da es in der Spitze nicht verschmälert wird.
Schleifen erfolgt stets mit Klingen oder Schneiden und lässt die Haare weicher und fedriger fallen, da das Haar eine verschmälerte Spitze erhält.

Grundtechniken

Bild 1 zeigt einen Fransenschnitt in Stumpfschneidetechnik, *Bild 2* zeigt im Vergleich dazu einen Fransenschnitt in Schleiftechnik. Der Unterschied im Erscheinungsbild ist klar erkennbar. Es wird deutlich, dass Fransen, die stumpf geschnitten wurden, kräftigere Spitzen haben und dadurch „stacheliger" aussehen. Die mit Schleiftechnik geschnittenen Fransen fallen dagegen feiner und sehen wesentlich weicher aus.

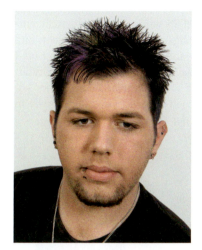

Bild 1 Fransenschnitt in Stumpfschneidetechnik

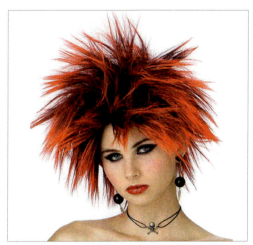

Bild 2 Fransenschnitt in Schleiftechnik

Passee

frz. = vorüberziehen; Fährte

Haarsträhne, die zum Schneiden abgeteilt wird. Sie wird ca. 1–2 cm dick und 4–5 cm breit abgeteilt, damit sie zum Schneiden zwischen zwei Fingern (Zeigefinger und Mittelfinger) gehalten werden kann.

andere Bezeichnung: „Mesche" (von *frz. la mèche de cheveux* = die Haarlocke)

2.1.1 Stumpfschneiden

Beim Stumpfschneiden wird das Haar mittels einer Schere stumpf abgeschnitten, d. h., **das einzelne Haar** erhält eine **stumpfe Schnittfläche** (→ S. 8, *Bild 1*). Dies ist für den Fall der Haare wichtig, denn das Haar ist an der Spitze genauso dick wie der gesamte Haarschaft und hat deshalb auch an jeder Stelle dieselbe Stärke und Stabilität. Auch das Aussehen der Spitze wird beeinflusst, denn die Haarspitze sieht dadurch kräftig aus.

 Die **Abteillinie** des Passees muss immer **parallel zur Schnittlinie** verlaufen.

Beim Stumpfschneiden unterscheidet man **Querschnitt** und **Längsschnitt**.

Beim **Querschnitt** wird die (Gesamt-) Länge der Haare verändert, die Fülle bleibt erhalten. Wie *Bild 3* zeigt, wird das Passee quer zur Fallrichtung abgeteilt und ebenso geschnitten. Dadurch wird das Haar gekürzt. Variationsmöglichkeiten ergeben sich hierbei aus dem Winkel, in dem das Passee gehalten wird.

Werden die Passees so gehalten, dass sie der Fallrichtung entsprechend senkrecht nach unten fallen (*Bild 3*), entsteht eine stumpfe Kontur und alle Haare erhalten dieselbe Länge (sog. Einlängen-Haarschnitt). Dies wird auch als 0°-Graduierung bezeichnet (*Bild 4*).

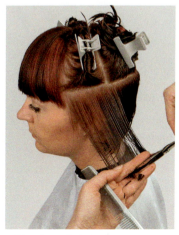

Bild 3 Querschnitt

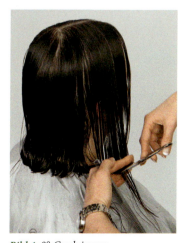

Bild 4 0°-Graduierung

> ❗ **Merke**
>
> Eine Grundregel besagt, dass die Abteillinie der Passees immer parallel zur Schnittlinie verlaufen muss. Andernfalls werden die Passees verzogen und eine kontrollierbare Schnittführung wird unmöglich.

Graduierung

Unter Graduierung versteht man eine leichte Stufung der Haare im Spitzenbereich, die durch Anheben der Passees beim Schneiden entsteht.

Hebt man die Passees in einem bestimmten Winkel ab, wie in *Bild 1* dargestellt, entsteht eine **Graduierung**. Das bedeutet, dass eine abgerundete Kontur entsteht, und zwar umso steiler, je größer der Abhebewinkel gewählt wird. Auf den *Bildern 1 bis 4* ist zu sehen, wie sich unterschiedliche Abhebewinkel auf die Ausprägung der Graduierung auswirken: Während ein Abhebewinkel von 45° wie in *Bild 1* eine leichte Abrundung der unteren Kontur bewirkt (*Bild 2*), erzielt eine 90°-Graduierung wie in *Bild 3* eine stärkere Abrundung im unteren Drittel der Frisur (*Bild 4*).

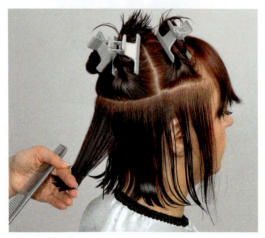

Bild 1 45°-Graduierung

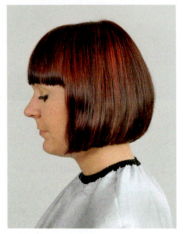

Bild 2 Ergebnis einer 45°-Graduierung

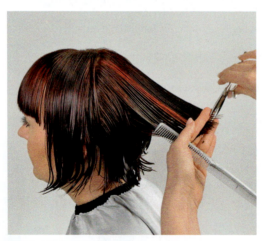

Bild 3 90°-Graduierung

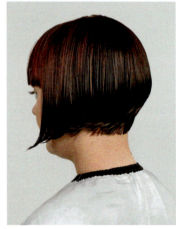

Bild 4 Ergebnis einer 90°-Graduierung

Grundtechniken

Beim **Längsschnitt** (*Bild 1*) wird die Fülle der Haare verändert, die Länge bleibt unverändert. Die Passees für Längsschnitte werden längs zur Fallrichtung abgeteilt und längs geschnitten. Somit verringert sich die Menge der Haare, ohne dass sich die Gesamtlänge verändert. Es entstehen Stufen (*Bild 2*).

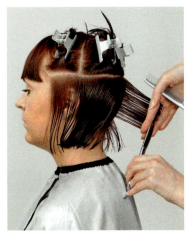

Bild 1 Längsschnitt

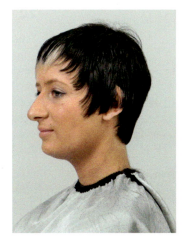

Bild 2 Stufung durch Längsschnitt

 Merke

Obwohl beim Längsschnitt die Fülle der Haare verringert wird, kann durch die Stufungen mehr Volumen erzielt werden: Durch die Stufung werden die Haare leichter und heben sich. Gerade bei naturgewelltem oder gelocktem Haar ergibt sich mehr Volumen, weil die Haarspitzen „Platz haben", sich zu drehen.

2.1.2 Schleifen

Beim Schleifen wird das Haar mit einer Klinge, z.B. der eines Rasiermessers, eines Modellierers oder auch einer Haarschneideschere mit Rasiermesserschliff, abgeschliffen. Wie *Bild 3* zeigt, erhält das **einzelne Haar** dadurch eine **abgeschrägte Schnittfläche**, vergleichbar der Schnittfläche beim Anschneiden von Rosen. Dies hat erheblichen Einfluss auf den Fall des Haares: Die Spitze ist feiner und weicher als der Haarschaft, das Haar hat dadurch weniger Fülle und einen weicheren Fall. Je nachdem, an welcher Seite das Haar angeschliffen wird, kann man dem Haar auch eine Richtung geben, da sich das Haar in Richtung des Anschliffs krümmt (*Bild 4*).

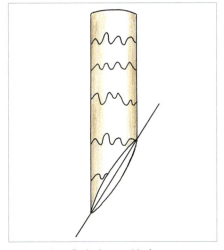

Bild 3 Schnittfläche beim Schleifen

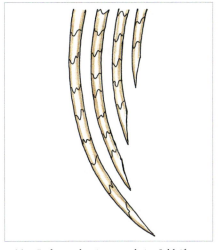

Bild 4 Richtungsbestimmung beim Schleifen

2.2 Spezialtechniken

Schaut man in die aktuellen Modezeitschriften, so muss man einfach begeistert sein von den vielen kreativen Möglichkeiten, Frisuren und Haarschnitte zu gestalten. Insbesondere Fransenschnitte mit ihrer geordneten Unordnung werden erst durch die vielfältigen Spezialschneidetechniken möglich. Auch zum Schneiden von Stützhaaren und zum Ausdünnen eines sehr dichten Haarschopfes stehen verschiedene Spezialtechniken zur Verfügung.

2.2.1 Fransen schneiden

Fransen und Stufen werden von den Kunden häufig verwechselt. Im Beratungsgespräch sollten Sie deshalb stets genau nachfragen, was die Kundin meint, wenn sie sagt, dass sie gern Stufen bzw. Fransen hätte.

Das Aussehen von Fransen wird von der Schneidetechnik bestimmt: Mit Schleiftechniken erzielen Sie feine weiche Fransen, mit Stumpfschneidetechniken erzielen Sie kräftigere „punkige" Fransen.

Verwendete Schleiftechniken:

- **Slicen:** Wie auf *Bild 1* dargestellt, halten Sie die Schere in halbgeöffneter Position. Dann setzen Sie sie im unteren Drittel des Passees an. Mit schleifenden Bewegungen arbeiten Sie dann zur Spitze hin Fransen punktgenau in die Frisur ein. Drehen sich Fransen in die falsche Richtung, setzen Sie die Schere von der Seite der gewünschten Richtung aus an. *Bild 2* zeigt, warum sich die Fransen in die entsprechende Richtung wenden: Setzen Sie die Schere z. B. an der linken Seite an, entstehen kurze Haare, um die sich die längeren Haare der rechten Seite herumlegen. Auf diese Weise können Sie die Richtung beeinflussen.

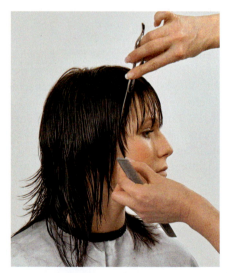

Bild 1 Slicen

Bild 2 Richtungsbestimmung beim Slicen

- **Fransen schneiden mit Messer (Razor) oder Modellierer:** Hierfür teilen Sie Passees ab, die ebenso breit sind, wie die Fransenpartie werden soll. Fassen Sie das Passee an der Spitze und halten Sie es nach unten. Dann formen Sie mit dem Messer oder Modellierer die Spitze individuell, wie *Bild 3 und 4* auf der folgenden Seite zeigen. Mit dieser Technik können Sie Fransen sehr genau und spezifisch einarbeiten. Auch hier können Sie wie beim Slicen den Fall der Fransen beeinflussen, da sie sich in die Richtung drehen, von der aus das Messer angesetzt wurde.

Spezialtechniken

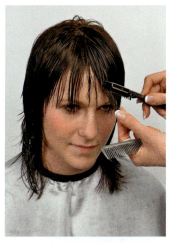

Bild 3 Fransen schneiden mit dem Messer

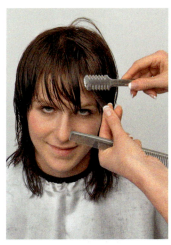

Bild 4 Fransen schneiden mit dem Modellierer

Folgende Stumpfschneidetechniken werden unterschieden:

- **Chipping:** Beim Chipping schneiden Sie die Passees über den Fingern, allerdings nicht in einer waagerechten geraden Schnittlinie, sondern mit senkrechten Schnitten, die eine Zickzacklinie erzeugen (*Bild 5*).

Auf diese Weise können Sie ganze Haarschnitte erarbeiten. Der Effekt ist eine sehr strukturierte Textur im Bereich der Haarspitzen, deshalb entfaltet Chipping den stärksten Effekt bei sehr kurzen, borstigen Fransenschnitten.

- **Channel-Cutting ist eine Variation der Slicing-Technik:** Setzen Sie die Schere im unteren Drittel der Haarlänge an, wie auf *Bild 6* zu sehen ist. Dann schneiden Sie eine Lücke, quasi einen „Kanal", zwischen die Haarlängen. Es entstehen fransige Spitzen.

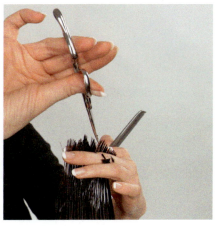

Bild 5 Chipping

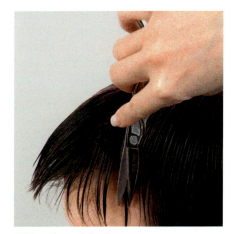

Bild 6 Channel-Cutting

Twisten

engl. to twist = (umeinander) drehen; zwirbeln

Haarsträhnen werden umeinander gedreht, gezwirbelt.

- **Twisten** bedeutet, dass Sie das Passee, das fransig werden soll, drehen bzw. drillen. Dann setzen Sie die Schere in der Mitte an und schneiden mit kleinen Schnitten zur Spitze hin, sodass das Passee dünner wird (*Bild 1*). Diese Technik eignet sich für hoch stehende Fransen, z. B. im Wirbel- oder Oberkopfbereich. Darüber hinaus eignet sie sich zum Schneiden von Stützhaaren.

- **Fransen schneiden mit Spezialscheren:** Mit Modellier- oder Effilierschere können Sie sehr schöne „stachelige" Fransen schneiden (*Bild 2*). Unabdingbar ist es, dass Sie die Passees immer senkrecht abteilen und Längsschnitte ausführen. Tun Sie es nicht, so entstehen keine Fransen, sondern „Zahnlücken", wie *Bild 3* zeigt.

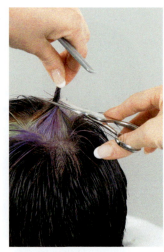

Bild 1 Twisten

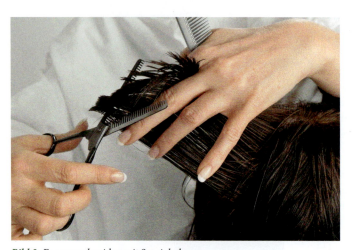

Bild 2 Fransen schneiden mit Spezialscheren

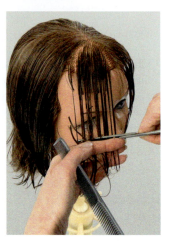

Bild 3 „Zahnlücken" durch falsche Passeehaltung

2.2.2 Stützhaare schneiden

Stützhaare werden meistens im Bereich des Hinterkopfes eingearbeitet: Ein voller Hinterkopf war und ist noch immer ein Schönheitsmerkmal. Leider mangelt es vielen an der idealen Ausprägung des Kopfes in diesem Bereich. Erschwerend kommt hinzu, dass Wirbel an dieser Stelle eher für „Vogelnester" sorgen, als für Haarfülle.

Stützhaare entfalten ihre Wirkung dadurch, dass Haare sich aufrichten, wenn sie kurz sind. Schneiden Sie also kürzere Haare zwischen die längeren (*Bild 4*), richten sich diese auf und heben die längeren Haare mit an. Das Ergebnis ist mehr Haarfülle.

Bild 4 Funktionsprinzip bei Stützhaaren

 Merke

Das Anheben der Haare funktioniert – je nach Haarstärke – nur bis zu einer mittleren Haarlänge von ca. 8 cm. Längere Haare sind zu schwer, um von Stützhaaren angehoben zu werden.

Spezialtechniken

Auch beim Schneiden von Stützhaaren gewährleistet nur die richtige Technik den Erfolg: Wendet man beispielsweise Schleiftechniken bei sehr kräftigen Haaren an, erreicht man möglicherweise zu wenig Stützkraft, weil die Haarspitzen schmaler und instabiler werden. Außerdem können stumpf geschnittene Stützhaare in sehr feinem Haar borstig heraustehen und einen unschönen Gesamteindruck bewirken.

Die folgenden Schleiftechniken erzeugen feine Stützhaare:

- **Stützhaare schneiden mit der Technik „Pointen":** Diese Technik können Sie nur mit Haarschneidescheren mit Messerschliff anwenden. Halten Sie ein Passee senkrecht hoch (*Bild 1*). Die leicht geöffnete Schere setzen Sie ca. 2 bis 3 cm vom Ansatz an und führen Sie mit schleifenden Bewegungen, ähnlich dem Slicen, nach oben. Es entstehen 2 bis 3 cm lange Stützhaare. Damit können Sie punktgenau Stützhaare in feines Haar einarbeiten.

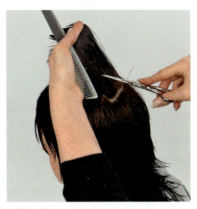

Bild 1 Pointen

- **Stützhaare schneiden mit Messer oder Modellierer:** Auch hier halten Sie ein Passee senkrecht. Das Messer bzw. den Modellierer setzen Sie ca. 2 bis 3 cm vom Ansatz entfernt an und führen das Werkzeug wie beim Toupieren zum Ansatz. Wichtig ist ein flacher Ansatzwinkel (*Bild 2*), da sonst zu viele Haare kurz geschnitten werden.

Diese Techniken erzeugen stumpfe, kräftige Stützhaare:

- **Point-Cutting:** Dabei handelt es sich gewissermaßen um die Stumpfschneideversion des Pointens. Halten Sie das Passee im 90°-Winkel. Dann schneiden Sie mit der Scherenspitze punktuell Stützhaare ein. Der Begriff „Point-Cutting" ist in der Fachsprache nicht geläufig, da es aber bislang keinen Fachbegriff für diese Technik gibt, soll er an dieser Stelle (als Ableitung von Pointen und Channel-Cutting) eingeführt werden (*Bild 3*).

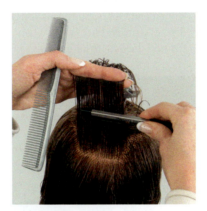

Bild 2 Stützhaare schneiden mit Messer oder Modellierer

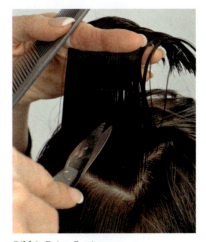

Bild 3 Point-Cutting

Twisten

erscheint hier zum zweiten Mal, weil es eine sehr vielseitige Schneidetechnik ist. Je nachdem, ob man mit einer Stumpfschneide- oder Schleiftechnik die getwisteten Passees schneidet, kann man stumpfere oder feinere Ergebnisse erzielen, und zwar sowohl Fransen als auch Stützhaare.

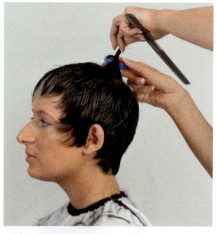

Bild 1 Twisten

- **Twisten:** Diese Technik eignet sich nicht nur zum Fransenschneiden, sondern auch zum Schneiden von Stützhaaren. Auch hier halten Sie ein in sich gedrilltes Passee senkrecht. Die Schere setzen Sie nun allerdings in Ansatznähe (2 bis 3 cm) an. Dann schneiden Sie mit leichten Schnitten in das gedrehte Passee. Dies können Sie mit der normalen Haarschneideschere oder einer Effilier- bzw. Modellierschere tun (*Bild 1*).

- **Stützhaare mit Spezialscheren schneiden:** Diese Methode ist sehr effizient, da mit Effilier- bzw. Modellierscheren sehr viele Stützhaare auf einmal eingeschnitten werden können (*Bild 2*). Besonders wichtig ist hier das richtige Abteilen: Sie dürfen auf keinen Fall Querschnitte ausführen, da Sie sonst einen „Gartenzaun"-Effekt erzielen, d. h., es würden Löcher entstehen (*Bild 3*). Vielmehr müssen Sie Längsschnitte abteilen und die Schere längs ansetzen, damit sich die Stützhaare gleichmäßig verteilen.

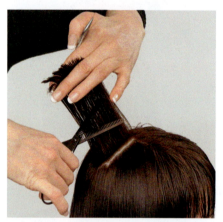

Bild 2 Richtig: Stützhaare längs zur Fallrichtung schneiden

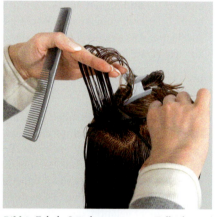

Bild 3 Falsch: Stützhaare quer zur Fallrichtung schneiden

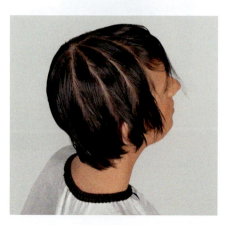

Arbeiten Sie in Wirbelnähe, z. B. am Hinterkopf, teilen Sie für die Längsschnitte sternenförmig um den Wirbel herum ab. Auf diese Weise können Sie die Schnittlinien am besten auf die Rundung des Kopfes abstimmen und einen perfekten Fall erzielen (*Bild 4*).

Bild 4 Sternförmige Passees für Stützhaare im Wirbelbereich

2.2.3 Ausdünnen der Haare

Bei einem sehr dichten Haarschopf ist es manchmal sinnvoll oder sogar notwendig, die Haarfülle auszudünnen, damit eine Frisur nicht zu schwer oder zu kompakt wirkt. Dafür stehen Stumpfschneide- und Schleiftechniken zur Verfügung:

- **Ausdünnen mit Spezialscheren:** Dies ist bei einem sehr dichten Haarschopf, vor allem bei sehr kräftigem Haar, oft die einzige Möglichkeit, einen frisierbaren Haarschnitt zu erhalten.

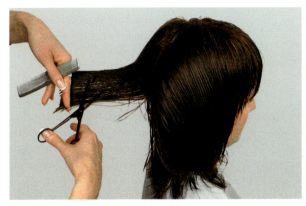

Auch hier ist, wie beim Schneiden von Stützhaaren mit Spezialscheren, das Abteilen in Längsschnitten unabdingbar. Wenn Wirbel vorhanden sind, sind sie der Ausgangspunkt für sternförmig abgeteilte Längspassees. Die Effilierschere sollten Sie, wie *Bild 1* zeigt, im Abstand von mindestens 8 cm von der Kopfhaut ansetzen; dann schneiden Sie mit zwei, höchstens drei Schnitten zur Haarspitze hin das Passee dünner.

Bild 1 Ausdünnen mit Spezialscheren

 Merke

Beim Ausdünnen eines Haarschopfes mit der Effilier- oder Modellierschere dürfen die Haare nicht so kurz wie Stützhaare geschnitten werden: Diese würden den gesamten Haarschopf noch fülliger aussehen lassen. So würde man die gegenteilige Wirkung erzielen!

- **Ausdünnen durch Schleiftechniken:**
  Mit Schleiftechniken vermindern Sie die Fülle des Haarschopfes durch Verschmälern der Haarspitzen. Dies ist der Fall beim so genannten Messerhaarschnitt: Das gesamte Haar, besonders beim Herren-Kurzhaarschnitt, schneiden Sie ausschließlich mit dem Messer.

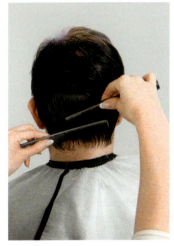

Dadurch wird jedes einzelne Haar **abgeschliffen**, das bedeutet, dass es eine verjüngte Haarspitze erhält. Mit dieser Technik verringern Sie die Gesamtfülle des Haarschopfes, das Haar erscheint weniger voluminös. Darüber hinaus erhält das Haar einen weicheren Fall, was bei besonders kräftigen Haaren das Frisieren erleichtert. *Bild 2* zeigt, wie das Haar beim Ausdünnen durch Schleifen „schichtweise" abgeteilt wird, sodass jedes Passee verfeinerte Haarspitzen erhält.

Bild 2 Ausdünnen durch Schleiftechniken

3 Werkzeuge

„Ein guter Friseur kann mit der einfachsten Schere Haare schneiden!" Das mag zutreffen, aber muss es glücklicherweise nicht! Heutzutage gibt es eine phantastische Auswahl an Werkzeugen. Hierbei stehen dem Friseur nicht nur verschiedene Arten von Scheren zur Verfügung, sondern auch Klingengeräte, die immer neue, interessante Effekte ermöglichen.

3.1 Scheren

Haarschneidescheren sind Präzisionswerkzeuge. Sie müssen hohen Anforderungen an Material und Funktionalität standhalten. Eine Haarschneideschere muss vor allem scharf sein. Eine Schere, die diese Schärfe nicht hat, schiebt die Haare vor dem Schnittpunkt der Schneiden her. Jeder, der sich schon einmal den Pony mit der Nagel- oder Küchenschere schneiden wollte, kennt das.

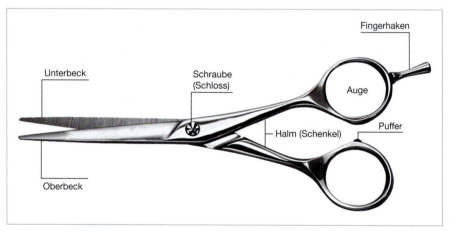

Bild 1 Aufbau von Haarschneidescheren

Damit sich diese Schärfe nicht zu schnell abnutzt, muss das Material extrem hart sein. Darüber hinaus müssen die Schneiden am Schnittpunkt stets perfekt schließen. Tun sie es nicht, so wird das Haar nicht geschnitten, sondern nur umgebogen. Schließen die Schneiden allerdings zu dicht, ist die Schere schwergängig und verhindert exaktes und ermüdungsfreies Arbeiten. Kein Wunder also, dass die Herstellung einer hochwertigen Haarschneideschere mehr als 150 Arbeitsgänge erfordert. Den Aufbau einer Haarschneideschere zeigt *Bild 1*. Das *Bild 2* gibt Ihnen außerdem Hinweise, wie Sie die individuelle Scherengröße ermitteln.

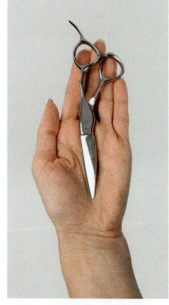

Bild 2 Die Ermittlung der individuellen Scherengröße

3.1.1 Haarschneideschere mit Mikrozahnung

Bei diesen Haarschneidescheren sind die Schneideblätter mit einer Mikrozahnung versehen, die Sie mit der Fingerkuppe ertasten können (*Bild 1*). Beim Schneiden werden die Haare in dieser Zahnung gehalten und können nicht verrutschen bzw. vor dem Schnittpunkt hergeschoben werden. So wird ein ganz exakter Schnitt ermöglicht, was vor allem Anfängern entgegenkommt.

3.1.2 Haarschneideschere mit Rasiermesserschliff

Diese Scheren haben keine Zahnung, sondern wie Rasiermesser scharf geschliffene Schneiden (*Bild 2*). Damit die Haare beim Schneiden nicht vor dem Schnittpunkt hergeschoben werden, müssen die Schneiden sehr scharf sein. Dies wird wiederum nur durch sehr harten Scherenstahl erreicht.

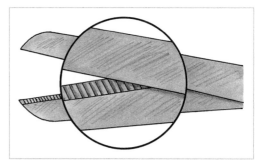

Bild 1 Haarschneideschere mit Mikrozahnung

In der Scherenindustrie werden immer neue Legierungen entwickelt, die den Scherenstahl noch härter und dadurch unempfindlicher gegen Abnutzung machen. Auch durch den in *Bild 3* gezeigten Hohlschliff wird eine größere Härte und Stabilität der Scheren erreicht. Aus diesem Grund bleiben die Schneiden lange „schnitthaltig", das bedeutet schmal und scharf, sodass sie das Haar optimal kürzen, anstatt es zu verschieben.

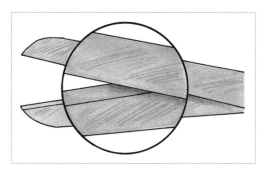

Bild 2 Haarschneideschere mit Rasiermesserschliff

Darüber hinaus wird bei diesen Scheren der Vorschub der Haare durch den so genannten Gangschliff verhindert. Darunter versteht man leicht gebogene Schneiden, die unter Spannung stehen. Sie sind so angelegt, dass immer am Schnittpunkt der beiden Schneiden die größte Spannung besteht. Dadurch ist der Druck der beiden Schneiden aufeinander an dieser Stelle am größten und das Haar wird geschnitten und nicht weggeschoben. Dies optimiert den exakten Schnitt.

Diese Scheren können – im Gegensatz zu Haarschneidescheren mit Mikrozahnung – nachgeschliffen werden. Sollte dies bei hochwertigen Haarschneidescheren nach ein bis zwei Jahren notwendig werden, so schickt man sie am besten beim Hersteller ein. Die meisten Hersteller bieten für ihre Scheren den Nachschliff an und geben darauf Gewährleistung.

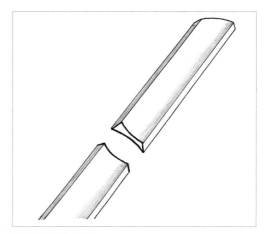

Bild 3 Hohlschliff

3.1.3 Haarschneideschere in Chirurgenform

Diese Scherenform hat verhältnismäßig kurze Schneiden und längere Holme (*Bild 1*). Der Vorteil dieser Form liegt in der günstigen Kraftübertragung. Durch den längeren Hebel der Holme benötigen Sie weniger Kraft, um eine hohe Übertragung auf die kürzeren Schneiden zu erreichen. Dies ist z. B. von Vorteil, wenn Sie einen Fassonschnitt bei sehr kräftigen Haaren schneiden. Durch den geringeren Kraftaufwand wird ein ermüdungsfreies Arbeiten möglich.

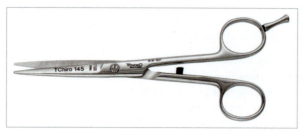

Bild 1 *Haarschneideschere in Chirurgenform (Chiroform-Schere)*

3.1.4 Haarschneidescheren mit ergonomischer Form

Diese Haarschneidescheren sind ergonomisch, also körpergerecht geformt, wobei es graduelle Unterschiede gibt. *Bild 2* zeigt eine einfache körpergerechte Schere, bei der die Augen (Aufbau der Schere → Kap. 3.1, Seite 18) so versetzt sind, dass die Hand relativ natürlich gehalten werden kann. Die ergonomische Schere in *Bild 3* weist nicht nur versetzte Augen auf, sondern zeigt eine insgesamt gebogene Form und darüber hinaus ein drehbares Daumenauge. Sie ermöglicht durch ihre, den natürlichen Bewegungsabläufen der Hand angepasste Form ein weitestgehend ermüdungsfreies Arbeiten. Dadurch werden typische Friseurerkrankungen wie Sehnenscheidenentzündung durch Überlastung verhindert.

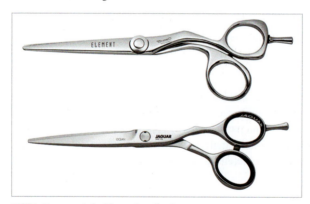

Bild 2 *Ergonomische Haarschneidescheren*

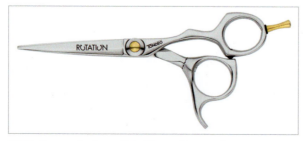

Bild 3 *Ergonomieschere mit drehbarem Daumenring*

3.1.5 Modellierschere

Modellierscheren haben eine normale Schneide und eine Schneide, die regelmäßige Lücken aufweist (*Bild 1*). Durch diese Lücken werden nur ca. 50 % der Haare geschnitten. Das ist beim Schneiden von Übergängen vorteilhaft, z. B. zwischen kurzen Nackenhaaren und längeren Deckhaaren am Hinterkopf. Durch die Modellierschere können weiche Übergänge modelliert werden, was mit der normalen Haarschneideschere nicht möglich ist.

Darüber hinaus eignen sich Modellierscheren zum Fransenschneiden. Auch hier sei noch einmal daran erinnert, dass die Modellierschere beim Fransenschneiden niemals quer zur Fallrichtung angesetzt werden darf, da sonst Schnittlinien durchscheinen würden (*Bild 2*). Nur bei Längsabteilungen erzielt man mit der Modellierschere gleichmäßige Fransen.

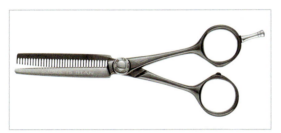

Bild 1 Modellierschere

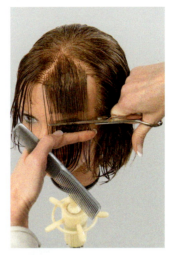

Bild 2 Durchscheinende Schnittlinien bei Querabteilung

3.1.6 Effilierschere

Die Effilierschere weist ebenso wie die Modellierschere Lücken auf, allerdings an beiden Schneiden (*Bild 3*). Hierdurch werden ca. 30 % der Haare abgeschnitten. Mit dieser Schere können Sie sehr dichte, füllige Haare ausdünnen. Auch in diesem Fall müssen Sie beachten, die Schere niemals quer zur Fallrichtung anzusetzen, da sonst, wie bei der Modellierschere, Schnittlinien durchscheinen würden (*Bild 4*). Darüber hinaus dürfen Sie beim Ausdünnen nicht zu nah am Ansatz arbeiten, da sonst Stützhaare entstehen, die den gegenteiligen Effekt haben. Die Effilierschere sollten Sie also stets in einem Mindestabstand von 6 cm ansetzen und die Passees längs abteilen.

Effilieren

frz. le fil = der Faden

Effilieren bedeutet im weiteren Sinne das Ausdünnen der Haare. Im engeren Sinne bedeutet es, dass das Haar durch den Schnitt mit einer Klinge eine verjüngte Haarspitze erhält und dadurch dünner bzw. feiner wirkt.

Heute wird mit Effilieren allgemein das Ausdünnen bezeichnet.

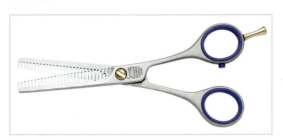

Bild 3 Effilierschere

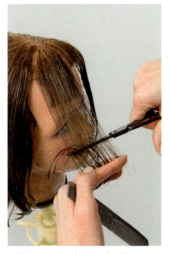

Bild 4 Durchscheinende Schnittlinie bei Querabteilung

3.1.7 Point-Cut-Schere (Softer)

Bei Point-Cut-Scheren, die auch Softer genannt werden, gibt es eine große Vielfalt, wie die *Bilder 1 bis 3* zeigen. Im Gegensatz zu Modellier- und Effilierscheren haben sie große Lücken, die in einer oder in beiden Schneiden sein können. Point-Cut-Scheren eignen sich hervorragend zum effizienten Schneiden von Fransen, die in einer Stumpfschneidetechnik erstellt werden sollen. Auch bei diesen Scheren gilt: Sie dürfen niemals quer zur Fallrichtung angesetzt werden, sonst entsteht ein Gartenzauneffekt (*Bild 4*) – ausgenommen natürlich, der Effekt ist als modischer Gag gewollt.

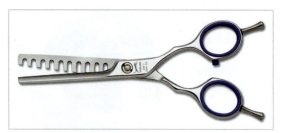

Bild 1 *Point-Cut-Schere mit einseitiger Zahnung*

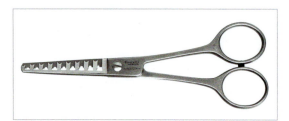

Bild 2 *Point-Cut-Schere mit beidseitiger Zahnung*

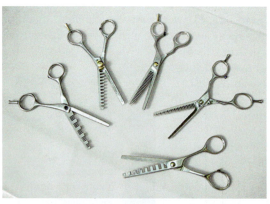

Bild 3 *Point-Cut-Scheren mit unterschiedlichen Zahnungen*

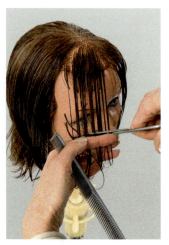

Bild 4 *„Gartenzaun-Effekt" bei Querabteilung*

3.2 Klingengeräte

Alle Techniken, die mit Klingengeräten ausgeführt werden, zählen zu den Schleiftechniken. Das bedeutet, dass das einzelne Haar nicht geschnitten, sondern abgeschliffen wird. Dadurch erhält es eine abgeschrägte, feine Haarspitze, die dünner ist als der Haarschaft. Dies bewirkt einen feineren Fall der Haare und eine leichte Ausdünnung.

3.2.1 Rasiermesser

Das Rasiermesser stellt das klassische Werkzeug des Friseurs dar: Mit ihm können nicht nur Bärte rasiert, sondern auch ganze Haarschnitte erstellt werden. *Bild 1* zeigt ein klassisches Rasiermesser mit feststehender Klinge (wird heute noch zur Rasur verwendet), *Bild 2* moderne Rasierklingenmesser mit auswechselbaren Klingen, die es mit langen oder kurzen Klingen gibt. Sie sind zusammenklappbar, sodass bei der Aufbewahrung keine Gefahr besteht, in die offene Klinge zu greifen.

Während Rasiermesser noch bis in die 1960er-Jahre für den Messerhaarschnitt bei Herren verwendet wurden, werden sie heute vorwiegend für Fransentechniken, Verfeinerungen und ausgefallene Bartformen eingesetzt.

Messerformschnitt

Der so genannte Messerformschnitt, der vollständig mit dem Rasiermesser geschnitten wird, war in den 1940er-Jahren als Herrenhaarschnitt sehr beliebt und verbreitet, weil er Männern mit welligen Haaren das Frisieren sehr erleichterte.

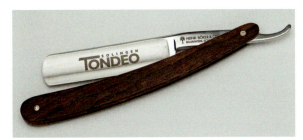

Bild 1 Rasiermesser mit feststehender Klinge

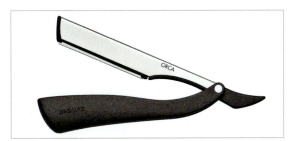

Bild 2 Rasiermesser mit auswechselbaren Klingen

> **Hygiene**
> Der Umgang mit Rasiermessern stellt besondere Hygieneanforderungen: Arbeitet man mit ihnen auf der Haut des Kunden, so können kleine Pickelchen geöffnet werden und Hautsekrete wie Talg und Schweiß das Messer kontaminieren. Messer müssen deshalb nach jedem Kunden desinfiziert werden. Optimal sind Wechselklingen, die nach einmaligem Gebrauch entsorgt werden.

3.2.2 Modellierer (Sifter)

Modellierer (*Bild 3*) sind Werkzeuge mit einem langen Griff und einem Kopfteil, in den eine herkömmliche Rasierklinge eingelegt wird. Wie der Name richtig vermuten lässt, eignen sie sich besonders zum Modellieren, und zwar von Übergängen oder Fransen. Sie werden vorwiegend beim Frisurenfinish eingesetzt.

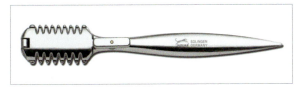

Bild 3 Modellierer

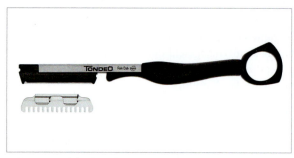

Bild 1 Razor (oben), Aufsatz (unten)

3.2.3 Razor

Der Razor ist eine moderne Variante des Rasiermessers. Auch er hat auswechselbare Klingen, ist aber meist nicht zusammenklappbar. Für den Razor gibt es verschiedene Aufsätze, die die Menge der zu schneidenden Haare verringern. Mit dem Razor können Sie wie beim Modellierer weiche Übergänge oder Fransen modellieren. Durch eine anatomische Griffform liegt der Razor angenehm in der Hand. *Bild 1* zeigt einen Razor mit einem Aufsatz.

3.3 Maschinen

Haareschneiden ist ein Handwerk, trotzdem kommen auch hier für schnelles, effizientes Arbeiten verschiedene Maschinen zum Einsatz. Es können durchaus ganze Haarschnitte mit Haarschneidemaschinen erstellt werden, optimal ist aber zumeist eine Kombination aus Handwerk und Technik.

 Merke

Achten Sie stets auf die Reinigung und Pflege der Maschinen: Entfernen Sie nach dem Gebrauch und der anschließenden Desinfektion sorgfältig die Haare aus den Schneiden und ölen Sie die Maschine. Andernfalls kann ihre Funktionsfähigkeit schnell beeinträchtigt werden.

3.3.1 Haarschneidemaschine

Bild 2 zeigt eine Haarschneidemaschine. Sie wird häufig beim Fassonschnitt eingesetzt, aber auch zum Kürzen von Bärten. Der Einsatz der Maschine bei diesen Teiltätigkeiten ermöglicht nicht nur schnelles, sondern auch ermüdungsfreies Arbeiten. Dies setzt voraus, dass Sie mit modernen Maschinen arbeiten, die kabellos und sehr leicht sind.

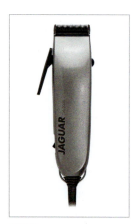

Bild 2
Haarschneidemaschine

3.3.2 Konturenschneider

Der Konturenschneider (*Bild 3*) sieht ähnlich aus wie die Haarschneidemaschine, er ist nur kleiner und hat kürzere Messer. Dadurch ist er besser als die große Haarschneidemaschine für das Schneiden von Konturen geeignet. Er bietet gegenüber der Schere den Vorteil einer leichteren Handhabung und einer exakten Schnittführung. Ebenso wie die Haarschneidemaschine eignet sich der Konturenschneider zum Gestalten von Bärten.

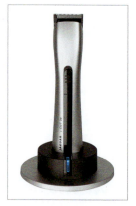

Bild 3
Konturenschneider

3.3.3 Trimmer

Als Trimmer werden Haarschneidemaschinen bezeichnet, die einen ganz kurzen Scherkopf besitzen, der ca. 0,5 bis 1 cm breit ist (*Bild 1*). Mit ihnen können Nasen- oder Ohrhaare entfernt werden. Sie können aber auch zum Rasieren von Mustern in kurz geschorenen Haarschöpfen (*Bild 2*) oder Bärten eingesetzt werden.

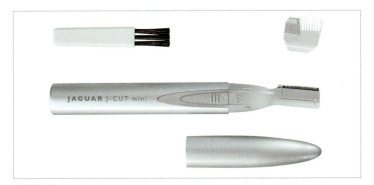

Bild 1 Trimmer

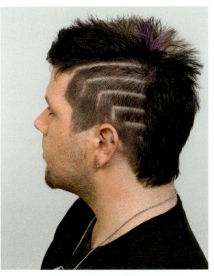

Bild 2 Mit dem Trimmer rasiertes Muster

3.3.4 Reinigung und Pflege der Werkzeuge

Die Hygieneverordnung schreibt zu Recht vor, dass jegliches Schneidewerkzeug direkt nach dem Gebrauch desinfiziert und gereinigt werden muss. In vielen Salons ist dies leider nicht die Regel. Es gibt aber zwingende Gründe, die eine Desinfektion und Reinigung nach jedem Haarschnitt erforderlich machen:

Schneidewerkzeuge kommen beim Schneiden mit Körpersekreten wie Talg und Schweiß und unter Umständen auch mit Blut des Kunden in Kontakt. Auch wenn Sie den Kunden nicht gerade ins Ohr geschnitten haben, so entstehen doch beim Ausrasieren des Nackens mit dem Rasiermesser Mikroläsionen, das sind mikroskopisch kleine und kaum erkennbare Verletzungen der Haut. Da auf diese Weise durch die Körpersekrete Keime übertragen werden können, müssen Schneidewerkzeuge nach **jedem** Kunden desinfiziert werden, und zwar noch **vor** der Reinigung, damit Sie sich nicht während des Reinigens infizieren.

Die Reinigung geschieht am einfachsten so: Sprühen Sie das Werkzeug mit Desinfektionsmittel ein oder wischen Sie es mit einem Desinfektionstuch ab. Reiben Sie es danach mit einem Papiertuch trocken, dabei wird das Werkzeug sogleich von Rückständen gereinigt.

Es ist sehr wichtig, dass die Werkzeuge während des Reinigens von Haaren und sonstigen Verschmutzungen, wie Produktrückständen oder Schuppen, gesäubert werden. Haare, die in den Schneidewerkzeugen verbleiben, können durch Reibung eine Materialabtragung bewirken. Dadurch kommt es zu Beeinträchtigungen der Ganggenauigkeit und Schnitthaltigkeit von Scheren und Maschinen. Die Lebensdauer der Werkzeuge wird dadurch erheblich verkürzt.

Zur Desinfektion stehen weitere Möglichkeiten zur Verfügung. In Ultraschallgeräten oder Desinfektionswannen mit desinfizierender Lösung können Werkzeuge sehr gründlich desinfiziert werden. Es sind allerdings aufwändige Verfahren, die in vielen Salons nur zu einer wöchentlichen „Alibi-General-Desinfektion" eingesetzt werden. Allerdings reicht die Desinfektion der Werkzeuge einmal pro Woche keinesfalls aus. Praktikabler sind Desinfektionssprays oder -tücher, mit denen die Werkzeuge abgerieben werden.

Infektionsgefahr

In Zeiten von AIDS ist Hygiene wichtiger denn je. Viele nehmen diese Gefahr nicht ernst: Sie kennen keinen, der jemanden kennt, der sich angesteckt hat, deshalb blenden sie diese Gefahr aus und leider auch die Notwendigkeit der Werkzeughygiene. Dies ist absolut unverantwortlich!

Im Salon kann es immer zu Blutkontakten kommen, und das bedeutet, dass die Gefahr besteht, sich anzustecken – für den Betroffenen ein schreckliches Schicksal!

Die Wahrscheinlichkeit mag ähnlich gering sein wie ein Sechser im Lotto, und doch spielen Millionen Menschen mit, weil sie es für möglich halten!

Ballistol
Hochwertiges Waffenöl, das sich hervorragend zur Pflege von Haarschneidescheren eignet

Zum Abschluss sollte ein Tropfen Öl für den optimalen Gang der Schneidewerkzeuge zugegeben werden. Das Öl darf nur hinter die Schraube gegeben werden, wie auf *Bild 1* gezeigt. Keinesfalls darf Öl auf die Schneiden gegeben werden, da es sonst auf die Haare gelangen kann.

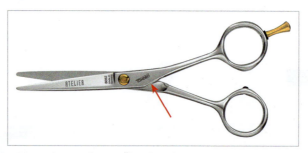

Bild 1 Richtige Stelle zum Ölen der Schere

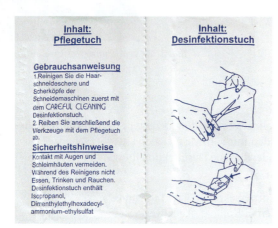

Bild 2 Reinigungsset mit Desinfektions- und Öltuch

Der Friseurgroßhandel bietet inzwischen günstige Hygienesets an, die ein Desinfektionstuch sowie ein mit Ballistolöl getränktes Pflegetuch enthalten (*Bild 2*). Hiermit kann das Werkzeug innerhalb weniger Sekunden gleichzeitig desinfiziert, gereinigt und gepflegt werden. Geschieht dies vor den Augen des Kunden, verleiht man ihm die Gewissheit, mit hygienischem Werkzeug bedient zu werden. Außerdem vermitteln Friseure dadurch eine professionelle Arbeitshaltung.

3.4 Haltung der Werkzeuge und Passees

Ein regelmäßiger Haltungswechsel ist eine wesentliche Voraussetzung für ergonomisches Arbeiten. Um die Haltung wechseln zu können, sollten Sie die verschiedenen Möglichkeiten kennen, wie Sie Werkzeug und Passees halten können.

3.4.1 Haltung der Schere

• **Beim Schneiden**

Der Ringfinger wird in das obere Auge der Schere gesteckt, der Daumen in das untere Auge. Der Finger wird aber niemals ganz durchgesteckt, sondern die Fingerkuppe hält die Schere am Auge (*Bild 3*). Beim Schneiden wird nur der Daumen bewegt, der die obere Schneide führt. Die untere Schneide steht fest, weil die anderen Finger die Schere festhalten.

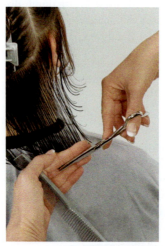

Bild 3 Haltung der Schere beim Schneiden

Haltung der Werkzeuge und Passees

- **Beim Kämmen**

Nehmen Sie zum Kämmen den Daumen aus dem unteren Scherenauge und schließen Sie die Schneiden der Schere, wie *Bild 1* zeigt. Viele Friseure kämmen mit der geöffneten Schere. Dies kann dazu führen, dass sich Haare in den Schneiden verfangen und man während des Kämmens Haare wegschleift. Hinzu kommt eine höhere Verletzungsgefahr. Kämmen Sie also immer mit geschlossener Schere.

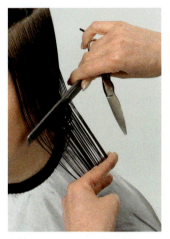

Bild 1 Haltung der Schere beim Kämmen

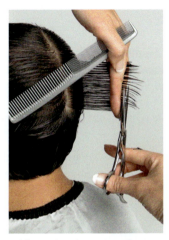

Bild 2 Halten des Passees über den Fingern

3.4.2 Haltung der Passees beim Schneiden

- **Über den Fingern**

Um über den Fingern zu schneiden, kämmen Sie das Passee hoch und halten es so zwischen Zeige- und Mittelfinger, dass die Haarspitzen 2 bis 3 cm über den Fingerrücken herausragen (*Bild 2*). So können Sie das Passee über den Fingern schneiden.

- **In der Hand**

Kämmen Sie die Passees für Querschnitte nach unten (*Bild 3*) oder für Längsschnitte zur Seite (*Bild 4*) und halten Sie die Passees so, dass die Haarspitzen in die Hand ragen, so können Sie in der Hand schneiden. Oft ist dies die ergonomischere Alternative zum Schneiden über den Fingern.

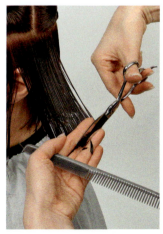

Bild 3 Schneiden in der Hand (Querschnitt)

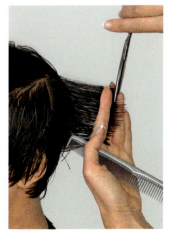

Bild 4 Schneiden in der Hand (Längsschnitt)

- **Über dem Kamm**

Kämmen Sie die Nackenhaare nach oben, indem Sie den Kamm senkrecht durch die Haare nach oben führen. So stehen die Haare im rechten Winkel von der Kopfhaut ab und können mit der Schere oder der Maschine geschnitten werden (*Bild 1*). Durch Veränderung des Haltewinkels und des Abstands zur Kopfhaut können Sie die Haarlänge variieren. Dies ermöglicht vor allem beim Fassonschnitt das Schneiden eines gleichmäßigen Übergangs von den ganz kurzen Haaren der Nackenkontur bis zum längeren Deckhaar.

- **Auf der Haut**

Beim Schneiden der Grundlinie im Nacken kämmen Sie die nassen Haare glatt herab auf die Haut und schneiden dann auf der Haut (*Bild 2*). Sie erhalten dadurch eine exakte Grundlinie und verhindern damit, dass durch ein Abheben des Passees eine Graduierung entstehen könnte. Auch im vorderen Konturenbereich, z. B. bei einem Mikropony, können Sie sehr gut auf der Haut schneiden.

- **Freihand**

Bei längeren Haaren können Sie Konturen freihand schneiden. Das nasse oder trockene Haar kämmen Sie sauber herab und schneiden es freihändig (*Bild 3*). Der Fall des Haares wird auf diese Weise optimal berücksichtigt.

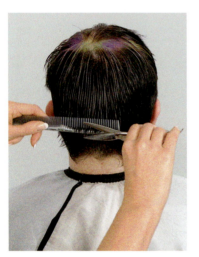 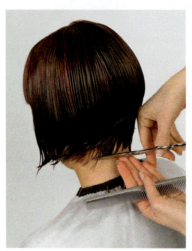 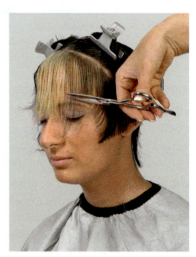

Bild 1 Schneiden über dem Kamm   *Bild 2* Schneiden auf der Haut   *Bild 3* Freihand schneiden

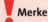 **Merke**

Freihand schneiden sollten Sie bei Kindern möglichst vermeiden, da sie oft unerwartete, ruckartige Bewegungen machen, bei denen sie durch die Schere verletzt werden könnten. Am sichersten ist bei Kindern das Schneiden in der Hand oder über den Fingern.

3.4.3 Abhebewinkel der Passees

Der Abhebewinkel, in dem das Passee beim Schneiden gehalten wird, beeinflusst das Erscheinungsbild der Haare im Bereich der Spitzen. Eine stationäre Haltung ohne Abhebewinkel führt zu einer stumpfen, kompakten Kontur. Mit einem Abhebewinkel erzielen Sie eine Graduierung, also eine Abrundung der unteren Kontur. Diese ist umso stärker, je größer der Abhebewinkel ist.

- **Stationär (0°-Graduierung)**

Halten Sie die Haare so, wie sie fallen, nach unten und schneiden Sie sie unterhalb der Finger. Die Finger halten Sie dabei wie in *Bild 1* parallel.

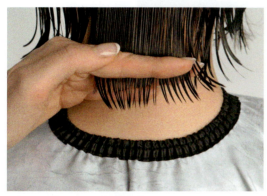

Bild 1 Richtige Fingerhaltung bei stationärer Passeehaltung

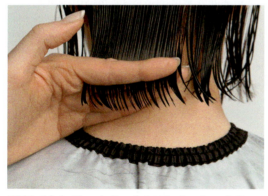

Bild 2 Falsche Fingerhaltung bei stationärer Passeehaltung

Merke

Die Finger dürfen nicht, wie in *Bild 2* gezeigt, gedreht und untereinander gehalten werden. Sie können auf diese Weise zwar die nach vorn gedrehten Haarspitzen besser sehen, doch es entsteht eine minimale Graduierung. Dadurch machen Sie aber eine exakte Schnittlinie unmöglich. Die Finger müssen, wie *Bild 1* zeigt, parallel gehalten werden. Selbst bei einer beabsichtigten leichten Graduierung müssen die Finger parallel gehalten und das Passee abgehoben werden, wenn Sie eine exakte Schnittlinie erhalten wollten. Auf keinen Fall dürfen Sie das Passee drehen.

- **Minimal (5°- bis 20°-Winkel)**

Ein minimaler Abhebewinkel (*Bild 1*) führt zwar zu keiner deutlichen Abrundung der Kontur. Er verhindert aber, dass eine stumpfe Kontur wie in *Bild 2* entsteht, wenn diese nicht gewünscht ist.

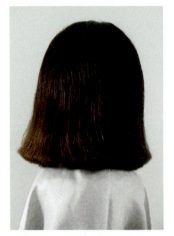 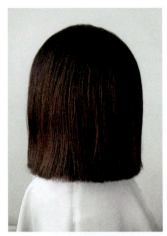

Bild 1 Weichere Kontur durch minimalen Abhebewinkel

Bild 2 Stumpfe Kontur durch stationäre Haltung der Passees

- **45°- bis 90°-Winkel**

Der Abhebewinkel von 45° bzw. 90° bemisst sich am senkrechten Fall der Haare nach unten. Von hier halten Sie das Passee in einem Winkel von 45° bis 90°, sodass sich eine mittlere bis starke Graduierung ergibt. Dadurch wird der untere Frisurenteil mäßig bis stark abgerundet, wie *Bild 3 und 4* zeigen. Unumgänglich für einen exakten Schnitt ist hierbei, dass Sie stets alle Passees im genau gleichen Winkel abheben. Verändern Sie den Abhebewinkel bei jedem Passee, so erhalten Sie keine gleichmäßige Graduierung und folglich keine harmonische Abrundung der Kontur.

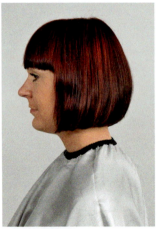 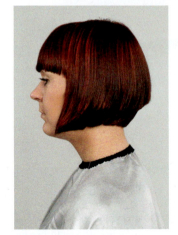

Bild 3 Graduierung durch 45°-Winkel

Bild 4 Graduierung durch 90°-Winkel

• Überziehen

Beim Überziehen werden Passees sehr stark in eine Richtung gezogen. Dies ist sinnvoll, wenn Sie unterschiedliche Längen miteinander verbinden wollen. *Bild 1* zeigt, wie Sie senkrecht abgeteilte Passees beim Stufenschneiden überziehen. Dadurch können Sie starke Längenunterschiede, wie sie bei der erweiternd verlaufenden Stufung (→ Kap. 5.2.4) entstehen, miteinander verbinden. *Bild 2* der nächsten Seite zeigt das Überziehen von waagerecht abgeteilten Passees, wie es beim Verbinden langer Seitenhaare mit kurzen Deckhaaren notwendig ist.

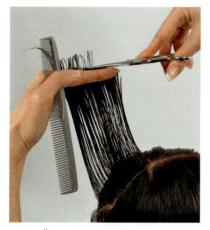

Bild 1 *Überziehen senkrechter Passees (Längsschnitt)*

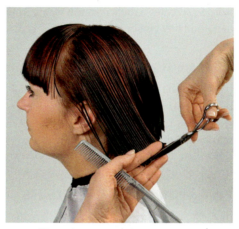

Bild 2 *Überziehen waagerecht abgeteilter Passees (Querschnitt)*

• Undercut

Undercut bedeutet, die unteren Passees kürzer zu schneiden als die darüberliegenden. Es gibt zwei Varianten: Beim Bob wird jedes Passee 1 bis 2 mm länger gelassen als das darunterliegende (*Bild 3*). Dadurch legen sich die oberen Haare um die unteren herum und bilden eine Innenrolle. Das erleichtert bei dieser Bob-Variante das Föhnen der Haare (*Bild 4*).

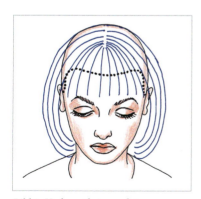

Bild 3 *Undercut beim nach innen geföhnten Bob*

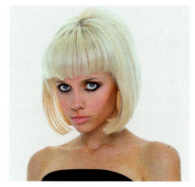

Bild 4 *Bob mit Innenrolle*

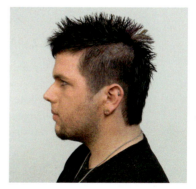

Bild 5 *Undercut bei einer Trendfrisur*

Bei einer anderen Variante werden die Schläfenpartien sehr kurz geschnitten und die darüberliegende Partie wesentlich länger gelassen. Dies ergibt einen sehr auffälligen Kontrast bei trendigen Haarschnitten (*Bild 5*).

4 Ergonomie: Körpergerechtes Arbeiten

Ergonomie
körpergerechtes Arbeiten

Ergonomisch bedeutet körpergerecht. Haareschneiden ist aber eine Tätigkeit, die den Körper stark beanspruchen kann: Langes Stehen, oft auch in gebeugter Haltung, oder ständiges Hochhalten der Arme können zu einseitiger Belastung von Skelett und Muskulatur führen. Verspannungen, Schmerzen und sogar chronische Erkrankungen wie eine Sehnenscheidenentzündung können die Folge sein. Deshalb ist es wichtig, auf Ergonomie zu achten.

Körpergerechtes Arbeiten ist mit wenig Aufwand möglich, wenn folgende Informationen und Hinweise beachtet werden.

4.1 Arbeitsposition

Die richtige Arbeitsposition ist nicht nur wichtig, um gut zu sehen, woran man arbeitet, sondern auch um eine körpergerechte Haltung zu erzielen. Deshalb sollten Sie stets so am Kunden stehen, dass Sie das Arbeitsfeld (die Passees, an denen Sie gerade schneiden) direkt vor Augen haben. Den Pony beispielsweise können Sie nicht richtig schneiden, wenn Sie hinter dem Kunden stehen. Es gibt verschiedene Einrichtungen im Salon, die eine Erleichterung darstellen und sogar vorgeschrieben sind:

- **Pumpstühle für den Kunden:** Friseurstühle müssen grundsätzlich höhenverstellbar sein, sodass Sie jeden Kunden auf „Augenhöhe" bringen können. Bei kleinen Kunden und Kindern ist dadurch gebücktes Arbeiten nicht mehr notwendig.

- **Rollhocker für die Friseurin:** Auch Rollhocker müssen in jedem Salon in ausreichender Zahl vorhanden sein. Damit können Sie nicht nur sich selbst bei kleinen Kunden auf Augenhöhe bringen, sondern auch zwischen Sitzen und Stehen wechseln, was zur Vermeidung von einseitiger Körperhaltung beiträgt.

Außerdem können Sie den Kunden mit in den Haarschneideprozess einbeziehen: Eine Langhaar-Kundin können Sie zum Spitzenschneiden aufstehen lassen. Dadurch arbeiten Sie in aufrechter Haltung und auch die Kundin steht gerade, sodass die Grundlinie nicht schief werden kann. Oft empfindet die Kundin dies als angenehme Abwechslung zum langen Sitzen.

4.2 Entspannte Körperhaltung

Da es immer mehrere Möglichkeiten der Körperhaltung gibt, sollten Sie stets diejenige wählen, die am wenigsten anstrengend ist, um Ihren Körper nicht unnötig zu belasten. Vorzuziehen sind ein aufrechter Rücken, eine gerade Kopfhaltung, herabhängende Schultern und im rechten Winkel abgewinkelte Unterarme sowie gerade Handgelenke.

4.3 Haltungswechsel

Selbst wenn Sie eine angenehme Haltung gefunden haben, kann es sinnvoll sein, zwischendurch die Haltung zu wechseln, um eine einseitige Belastung zu vermeiden. Je anstrengender eine Körperhaltungen ist, umso wichtiger ist der häufige Wechsel der Körperhaltung.

4.4 Ergonomisches Werkzeug

Nicht nur bei Haarschneidescheren, auch bei Schneidemaschinen, Föhnen und anderen Werkzeugen haben Sie heute stets die Alternative, ergonomische Werkzeuge zu wählen. Diese Geräte sind so geformt, dass sie sich der Körperform besser anpassen oder durch ein geringeres Gewicht die Belastung minimieren.

Ergonomische Haarschneidescheren ermöglichen durch versetzte Scherenaugen und bewegliche Daumenringe eine relativ natürliche und entspannte Haltung der Schere. Auf diese Weise wird vermieden, dass sich Hand- und Armmuskulatur verspannen und zu Überlastungsreaktionen wie Sehnenscheidenentzündungen führen.

Ergonomische Bürsten besitzen körpergerecht geformte Griffe und werden aus leichtem Material hergestellt, um die Belastung von Armen und Oberkörper zu verringern.

Ergonomische Föhne haben ein geringes Gewicht und einen körpergerecht geformten Griff. Außerdem sind die Bedienknöpfe leicht erreichbar angebracht und das Kabel ist mit einer Drehkupplung versehen.

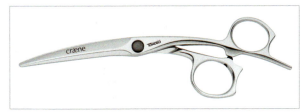

Bild 1 Ergonomische Haarschneidescheere

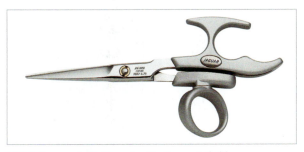

Bild 2 Ergonomische Haarschneidescheere mit drehbarem Daumenring

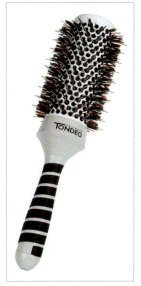

Bild 3 Bürste mit ergonomisch geformtem Griff

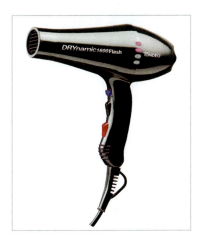

Bild 4 Föhn mit ergonomischem Griff und Kabel-Drehkupplung

5 Berücksichtigung der natürlichen Gegebenheiten beim Haareschneiden

5.1 Haare

Die Haardiagnose ist nicht nur unter fachlichem Aspekt wichtig. Psychologisch betrachtet ist es die Möglichkeit, sich der Kundin intensiv zuzuwenden. Das steigert ihr Wohlbefinden und schafft Vertrauen.

Die Haare sind das Medium, mit dem Sie beim Haareschneiden arbeiten – also sollten Sie ihre Eigenschaften bestens kennen. Biologisch gesehen sind Haare zwar „totes" Material, ihre vielfältigen Erscheinungsformen lassen es jedoch äußerst lebendig wirken. Vidal Sassoon hat als Erster erkannt, dass man beim Schneiden mit dem Haar mitgehen muss, seinen natürlichen Fall und seine Bewegung in den Haarschnitt einbeziehen sollte, um ein optimales Ergebnis zu erzielen. Eine Haardiagnose vor dem Schneiden ist deshalb unabdingbar.

Beim durchschnittlichen europäischen Haar mit glatter, welliger oder lockiger Struktur ist es unumgänglich, das Haar vor dem Schneiden zu waschen. Der Fall und die Eigenbewegung des Haares können Sie nicht unverfälscht erkennen, wenn z. B. ein lockiges Haar glatt geföhnt wurde.

Im Haar befinden sich chemische Brückenbindungen. Sie existieren nur im trockenen Zustand und festigen die Form des Haares, die man ihm beim Trocknen, z. B. beim Föhnen über eine Rundbürste, gegeben hat (*Bild 1*). Durch Wasser und Shampoo werden diese Brückenbindungen geöffnet und das Haar entfaltet wieder seinen natürlichen Fall. Mit diesen Brückenbindungen kann auch erklärt werden, warum nasses Haar länger ist als trockenes (*Bild 2*). Aus diesem Grunde müssen Sie Haare zum Schneiden stets vollständig anfeuchten, weil sich sonst bei nur teilweise angefeuchteten Haaren nach dem Trocknen die Schnittlinien verziehen.

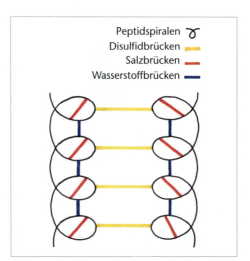

Bild 1 Chemische Brückenbindungen im trockenen Haar

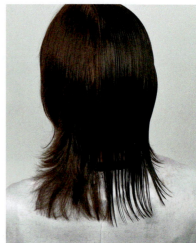

Bild 2 Nasses Haar, länger durch Auflösung chemischer Brückenbindungen

5.1.1 Struktur

Die Haarstruktur hat erheblichen Einfluss auf den Fall eines Haarschnittes und darauf, ob ein Wunschhaarschnitt überhaupt umgesetzt werden kann. Auch die Wirkung einer Frisur wird dadurch stark geprägt: Ein klassischer Bob wird im glatten Haar geschnitten und wirkt ruhig und elegant. Derselbe Bobschnitt wirkt bei welligem Haar bewegter und kann bei krausem oder sehr fransigem Haar geradezu wild und verwegen wirken.

Textur
Aussehen und Beschaffenheit (der Oberfläche) der Frisur. Man unterscheidet ruhige und bewegte (aktivierte) Textur.

- **Glattes Haar** (*Bild 1*) lässt Schnittlinien sehr deutlich erkennen, deshalb sollte man auf exakte Schnitte achten. Bei kompakten Haarschnitten werden unsaubere Schnittlinien an der Kontur schnell erkennbar. Hier und bei der Graduierung muss man deshalb den Abhebewinkel und die korrekte Fingerhaltung genau einhalten (→ Kap. 3.5.3 ff.). Schneiden Sie glatte Haare stufig, werden die Haarspitzen in der Textur sichtbar. Auch Stufen müssen im glatten Haar sehr sauber geschnitten werden, weil jeder Fehler deutlich sichtbar wird.

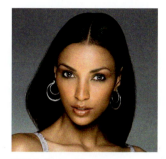

Bild 1 Glattes Haar

- **Gewellte Haare** (*Bild 2*) lassen die Haarspitzen nicht mehr so deutlich erkennen wie glattes Haar. Allerdings bestimmen die Wellen sehr stark den Fall der Haare und müssen unbedingt berücksichtigt werden. Es gilt, dass der Schnitt sich an den Wellen orientiert, nicht umgekehrt. Gewellte Haare haben den Vorteil, dass Schleiftechniken (→ Kap. 2.1.2) hier ein besonders schönes, weich wirkendes Ergebnis erzielen. Durch die Verjüngung der Haarspitzen (→ *Bild 1* auf Seite 7) greifen die Wellen ineinander und erzeugen ein sehr feines Wellenbild. Diese Frisuren sind dann leicht frisierbar.

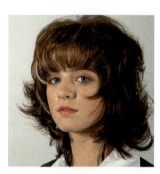

Bild 2 Gewelltes Haar

- **Lockiges Haar** (*Bild 3*) lässt Schnittlinien kaum mehr erkennen. Zwei Dinge müssen Sie jedoch einberechnen: Zum einen ziehen sich lockige Haare beim Trocknen stark zusammen und sind dann deutlich kürzer als im nassen Zustand, zum anderen werden lockige Haare voluminöser, je kürzer und je stufiger sie sind, da sie dann leichter sind und die Spitzen mehr Platz haben, sich zu drehen. Im langen Haar hängen sich Locken aufgrund des Eigengewichts der Haare aus und wirken nur noch wellig.

- **Krauses Haar**, die so genannte Afrokrause (*Bild 4*), sollten Sie nur im trockenen Zustand schneiden, da sich seine Länge beim Trocknen dermaßen zusammenzieht, dass eine realistische Schnittführung beim Nassschneiden kaum möglich ist. Da diese Haare eher „Stand" als einen „natürlichen Fall" haben, eröffnen sich hier andere Möglichkeiten der Schnittgestaltung: Das Haar wird im trockenen Zustand zunächst mit einem grobzinkigen Kamm („Afrokamm") entwirrt und gleichmäßig gekämmt. Dann schneiden bzw. modellieren Sie die gewünschte Form freihand mit einer Haarschneidemaschine. Im Anschluss daran können Sie die Haare waschen und die vorgegebenen Schnittlinien dann mit der Schere nacharbeiten, d. h. begradigen. Auf diese Weise wird der Haarschnitt nicht zu kurz.

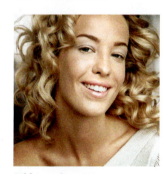

Bild 3 Lockiges Haar

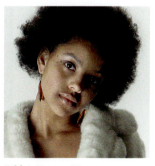

Bild 4 Krauses Haar

5.1.2 Wuchsrichtung

Wunsch und Wirklichkeit
Oft widersprechen die natürlichen Gegebenheiten dem Frisurenwunsch des Kunden. Das bedeutet nicht, dass Sie ihm davon abraten müssen. Sie können mit ihm gemeinsam beraten, ob er bereit ist, für die Wunschfrisur bestimmte Föhntechniken oder Frisiermittel einzusetzen.

Ein Haar wächst nicht im rechten Winkel aus der Kopfhaut heraus; vielmehr liegt die Haarwurzel schräg in der Kopfhaut und das Haar erhält beim Herauswachsen eine bestimmte Richtung. Kämmt man das Haar in Wuchsrichtung, so liegt es glatt an. Kämmt man es gegen die Wuchsrichtung, so stellt es sich auf und bekommt Ansatzvolumen. *Bild 1 und 2* zeigen diesen Unterschied.

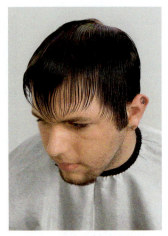
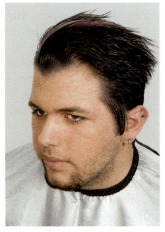

Bild 1 Haare in Wuchsrichtung frisiert: glatt anliegend

Bild 2 Haare gegen die Wuchsrichtung frisiert: Ansatzvolumen

Die Wuchsrichtung der Haare hat demzufolge Einfluss auf die Umsetzbarkeit eines gewünschten Haarschnittes: Sollen Haare beispielsweise an der Seite glatt nach hinten frisiert werden, wird eine nach vorn gerichtete Wuchsrichtung insofern Schwierigkeiten bereiten, als die Haare am Ansatz nicht glatt anliegen, sondern abstehen werden. Die Frisur wird dann nur mit Frisiermitteln wie Gel oder Haarspray so liegen wie gewünscht.

5.1.3 Wirbel

Wirbel stellen eine Besonderheit bei der Wuchsrichtung dar: Ein Wirbel hat einen Dreh- und Angelpunkt, um den herum die Wuchsrichtung der Haare kreisförmig verläuft (*Bild 3*). Jeder Mensch hat Wirbel an bestimmten typischen Stellen: am Übergang zwischen Oberkopf und Hinterkopf (auch Wirbelpartie genannt), im Nacken- und im Ponybereich (*Bild 4*).

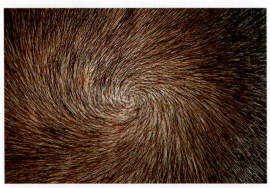
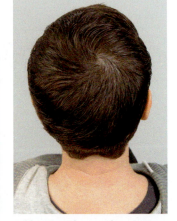

Bild 3 Wirbel

Bild 4 Typische Anordnung von Wirbeln auf der Kopfhaarfläche

Wirbel stellen oft eine Schwierigkeit beim Frisieren dar. Stellen sie beispielsweise die Haare am Pony- oder Nackenansatz auf, so wird es kaum möglich sein, die Haare hier glatt anliegend zu frisieren. Dadurch werden viele Haarschnitte oder Frisuren unmöglich gemacht. Am Hinterkopf bewirkt ein Wirbel oft, dass die Wirbelpartie, die man sich dem allgemeinen Schönheitsideal folgend eigentlich ausgeprägt wünscht, vollkommen glatt liegt. Werden die Haare hier allerdings (ebenso kreisförmig) gegen die Wuchsrichtung frisiert, stellen diese sich auf und man erhält das gewünschte Volumen. Auch im Ponybereich kann ein Wirbel vorteilhaft genutzt werden: Frisiert man ihn gegen die Wuchsrichtung, entsteht eine schöne Ansatzwelle.

5.2 Anatomie

Bei der Berücksichtigung natürlicher Gegebenheiten ist auch die Anatomie des Kopfes zu beachten: Ein Haarschnitt ist häufig aufgrund der Kopfform oder des Haaransatzes nicht so umsetzbar, wie der Kunde es wünscht.

5.2.1 Haaransatz

Der Haaransatz, auch als Kontur bezeichnet, ist die Begrenzung der behaarten Kopffläche und bei jedem Menschen verschieden. Während er bei den meisten Frauen ein Leben lang mehr oder weniger gleich bleibt, verändert er sich bei Männern, wenn sie vom androgenetischen Haarausfall betroffen sind: Geheimratsecken und Stirnglatze verschieben den Stirnansatz nach hinten.

Den Haaransatz muss man nicht nur bei Frisuren, bei denen er sichtbar ist, in die Frisurenplanung einbeziehen. Manche Nacken- oder Ponyformen können auch dann, wenn sie die Kontur bedecken, aufgrund der individuellen Beschaffenheit des Haaransatzes nicht realisiert werden.

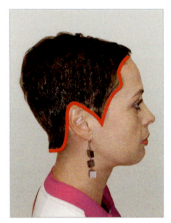

Bild 1 Haaransatz (Kontur)

- **Der Stirnansatz** spielt vor allem bei Vollpony-Formen eine wichtige Rolle, weil hierfür volle Haare notwendig sind. Bei ausgeprägten Geheimratsecken fehlt diese Haarsubstanz. Auch muss beim Schneiden vorsichtig vorgegangen werden: Schneidet man nicht zuerst die Grundlinie und dann mit Längsschnitten die Stufung, kann es zu einer unerwünschten Einbuchtung der Ponykontur auf Höhe der Geheimratsecken kommen (*Bild 2*).

Androgenetischer Haarausfall

Haarausfall vom männlichen Typ. Er tritt bei Männern zwischen dem 20. und 30. Lebensjahr auf, ist genetisch bedingt und beruht auf einer Überempfindlichkeit der Haarwurzeln gegenüber männlichen Hormonen (Testosteron).

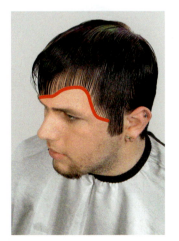

Bild 2 Runde Ponykontur durch falsche Schneidetechnik bei Geheimratsecken

Fassonschnitt

frz. façon = Form

Beim Fassonschnitt ist die (Form der) Nackenkontur sichtbar. Es wird ein nahtloser Übergang von der Haut zum Haar geschaffen, indem die Haare unten sehr kurz sind und nach oben ansteigend länger werden.

Beim Rundschnitt ist dagegen die Kontur verdeckt, die Haare reichen über den natürlichen Haaransatz hinaus.

- Der Nackenansatz ist beim Fassonschnitt wichtig: Da die natürliche Kontur sichtbar wird, sollte ein symmetrischer Ansatz vorhanden sein, der tief genug reicht. Ein hoher Nackenansatz verkürzt, wie *Bild 1* zeigt, beim Fassonschnitt optisch den Kopf und verlängert den Hals, was ungünstige Proportionen ergibt. Auch asymmetrische Wirbel, die von einer Seite aus quer wachsen, wirken weniger ästhetisch und verwachsen sich zudem schneller.

5.2.2 Kopfform

Die Kopfform ist mitbestimmend für das Gesamterscheinungsbild der Frisur. Besondere Aufmerksamkeit erfordert in diesem Zusammenhang oft der Hinterkopf, der eine gut ausgeprägte runde Form haben sollte. Häufig findet man eine flache Hinterkopfform gepaart mit eigenwilligen Wirbeln vor, die das Erreichen dieses Schönheitsideals erschweren. Besonders bei Stufenschnitten entscheidet die richtige Schneidetechnik, ob die anatomischen Defizite optisch ausgeglichen werden können!

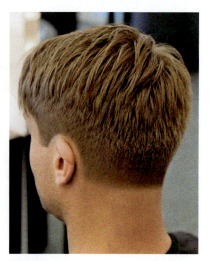

Bild 1 Fassonschnitt: Proportion bei hohem Nackenansatz

Okzipitalknochen

Der Okzipitalknochen (Hinterhauptsbein) ist der Schädelknochen, der am Hinterkopf am stärksten heraussteht.

Schneidet man das Haar bei einem flachen Hinterkopf zu kurz, entstehen oberhalb des Okzipitalknochens Lücken (*Bild 2*). Insgesamt kann bei zu kurz geschnittenen Haaren der Hinterkopf zu flach bleiben.

Lässt man die Haare zu lang, liegen diese auf dem Okzipitalknochen auf und es entsteht eine Einbuchtung (*Bild 3*). Auch in diesem Fall ergibt sich keine ausgeprägte Rundung des Hinterkopfes.

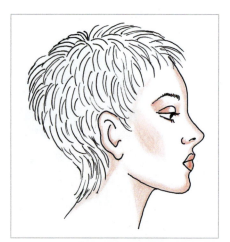

Bild 2 Fall des Haares am Hinterkopf, wenn es zu kurz geschnitten wurde

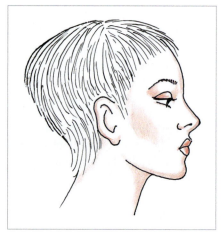

Bild 3 Fall des Haares am Hinterkopf, wenn es zu lang gelassen wurde

6 Systematik

Ein Haarschnitt ist ein sehr komplexer Vorgang und immer individuell. Eine systematische Vorgehensweise, die so genannte Schnittführung, ermöglicht und gewährleistet die Übersicht beim Haareschneiden. Dies wiederum führt dazu, dass effizient gearbeitet werden kann, d. h., man vollzieht keine überflüssigen Arbeitsschritte und der Haarschnitt wird in kürzester Zeit fertig gestellt. Schließlich vermittelt diese systematische Vorgehensweise auch Sicherheit beim Haareschneiden. Denn es soll später nicht heißen: „Dreimal abgeschnitten, immer noch zu kurz"!

6.1 Vorbereitung

Wie bei allen Friseurtätigkeiten sollte auch beim Haarschnitt die Arbeit vorbereitet sein. Hierzu gehört:

- Bereitstellen der zum Haareschneiden benötigten Arbeitsmittel und -materialien, z. B. Schneideumhang und -kragen, Abteilklammern, Halskrause, Handtücher, Waschhandschuhe, Desinfektionsset, Kämme, Scheren, Messer, Maschinen und Frisurenbücher (*Bild 1*)
- Erfragen des Kundenwunsches
- Beurteilung der natürlichen Gegebenheiten im trockenen Haar
- Haarwäsche
- Beurteilung der natürlichen Gegebenheiten im nassen Haar
- endgültige Absprache des Zielhaarschnittes mit dem Kunden
- bei längeren Haaren: Abteilen der Haare im Kreuzscheitel und Wegstecken zur besseren Übersicht (*Bild 2*)

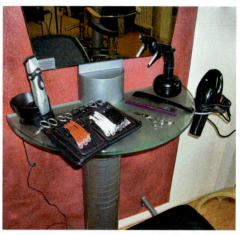

Bild 1 Zum Haareschneiden vorbereiteter Arbeitsplatz

> **! Merke**
>
> Wenn Sie Passees zum Schneiden abteilen, nehmen Sie immer ein Teil des vorher geschnittenen Passees als Orientierungslinie mit hinzu. Durch das neu abgeteilte Passee scheint das bereits geschnittene Passee hindurch. Auf diese Weise gibt es die zu schneidende Länge vor (*Bild 3*).

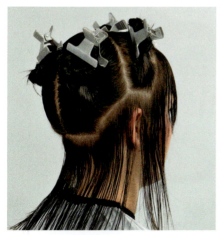

Bild 2 Im Kreuzscheitel übersichtlich weggesteckte Haare

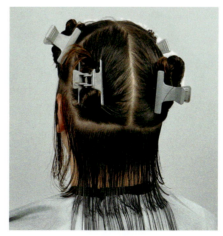

Bild 3 Durchscheinendes Passee als Orientierungslinie

6.2 Schnittführung

Unter Schnittführung versteht man die systematische Vorgehensweise beim Haareschneiden. Sie setzt sich aus vier Arbeitsgängen zusammen:

- **Segmentierung:** Einteilen der Kopfhaarfläche in Felder, um eine Übersicht zu erhalten
- **Orientierung:** Schneiden von Führungslinien, die die gewünschte Länge vorgeben und als Orientierungslinien beim Schneiden dienen
- **Kontrolle:** Kontrollieren der Schnittlinien, damit auch an den Grenzen zwischen den Segmenten die Schnittlinien sauber ineinander übergehen und keine überstehenden Haare das Schnittbild beeinträchtigen
- **Modifizierung:** Ausarbeiten und Verfeinern des Grundhaarschnittes durch Spezialtechniken wie Slicen oder Pointen oder durch Spezialwerkzeug wie Effilierschere, Point-Cut-Schere oder Razor. Dadurch werden besondere Effekte wie Fransen oder Stützhaare erzielt. Oft wird hierfür auch der Begriff „Personalisierung" verwendet, um deutlich zu machen, dass der Haarschnitt in dieser Phase auf die Person und ihre individuellen Gegebenheiten angepasst wird.

6.2.1 Segmentierung

Segmentierung bedeutet das Einteilen der Kopfhaarfläche in größere Bereiche, in Segmente.

Der erste Schritt beim systematischen Haareschneiden ist also das Einteilen der Kopfhaarfläche in Segmente. Grundsätzlich eignet sich der klassische Kreuzscheitel wie in *Bild 1*. Je nach Frisur kann die Segmentierung anders vorgenommen werden. *Bild 2* zeigt die Segmentierung für einen Carréschnitt. Haarschnitte, die wie der Rundschnitt in *Bild 3* nur aus einem Frisurenteil bestehen, sollte man nur zum Abteilen segmentieren, nicht beim Schnitt.

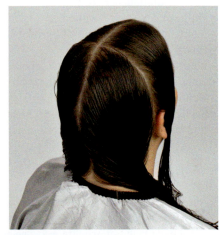

Bild 1 Segmentierung durch Kreuzscheitel

Fixieren
Haare sollten für die Segmentierung nicht mit sehr festen Klammern gesteckt werden, weil sonst Druckstellen entstehen. Plastikclipse oder -klammern reichen aus, um das Haar locker zu fixieren.

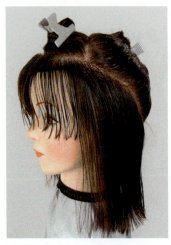

Bild 2 Segmentierung für einen Carréschnitt

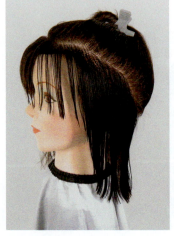

Bild 3 Segmentierung für einen Rundschnitt

Schnittführung

6.2.2 Orientierung

Um einen Haarschnitt systematisch durchzuführen und den Überblick zu behalten, arbeiten Sie beim Schneiden mit Orientierungslinien. An diesen Linien werden alle weiteren Schnitte ausgerichtet. Unterschieden werden die Grundlinie und Führungslinien.

- Die **Grundlinie** legt die grundsätzliche Länge der Frisur fest, das bedeutet, dass die Haare der gesamten Frisur nirgendwo über die Grundlinie hinausreichen dürfen. Für die Grundlinie teilen Sie entlang des Haaransatzes ein ca. 1–2 cm breites Passee ab und schneiden es auf die gewünschte Grundlänge. *Bild 1* zeigt die Grundlänge der Frisur, *Bild 2* das für die Grundlinie abgeteilte Passee.

Grundlinie
Schnittlinie zur Bestimmung der Grundlänge

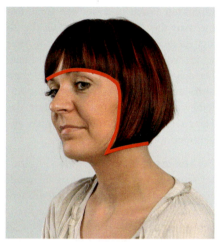

Bild 1 Grundlänge der Frisur

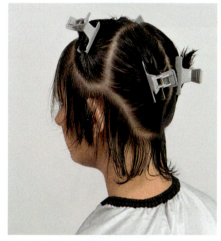

Bild 2 Abgeteiltes Passee für die Bestimmung der Grundlinie

- Die **Führungslinien** geben vor, wie lang die Haare für die Stufung innerhalb eines Segmentes werden sollen. An ihrem Fall erkennt man, wie alle Haare in diesem Segment fallen werden. Führungslinien werden zumeist im 90°-Winkel geschnitten, das heißt, dass das jeweilige Passee im rechten Winkel zur Kopfhaut gehalten wird (*Bild 3*).

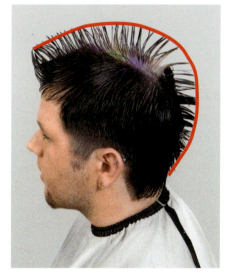

Bild 3 Führungslinie für die Stufung

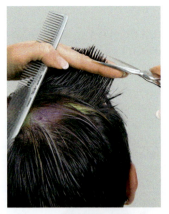

Bild 1 Kontrollschnitt: Abschneiden von Überständen

6.2.3 Kontrolle

Nachdem der Grundschnitt fertiggestellt wurde, muss dieser kontrolliert werden, bevor der Haarschnitt im weiteren Verlauf mit Spezialtechniken ausgearbeitet und verfeinert wird. Der Kontrollschnitt soll vor allem Überstände in den Schnittlinien begradigen (*Bild 1*). Sie entstehen häufig an den Übergängen der verschiedenen Segmente und können den Fall des Haarschnittes ungünstig beeinflussen.

Bei der **kompakten Form** und bei der **Graduierung** kämmt man das Haar zur Kontrolle herab und begradigt die Schnittlinie der unteren Kontur (Grundlinie) im trockenen Zustand im freien Fall. Da das Haar bei diesen Schnittformen ohne oder nur mit einem geringen Abhebewinkel geschnitten wird, darf das Haar auch beim Kontrollschnitt nicht abgehoben werden.

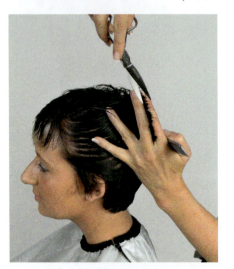

Bild 2 Cross-Check beim Stufenschnitt

Bei **Stufenschnitten** wird ein so genannter Cross-Check durchgeführt: Er heißt so, weil man mit diagonalen Abteillinien, die sich, wie in *Bild 2* gezeigt, überkreuzen, über den gesamten Kopf geht und Überstände abschneidet. Zur Kontrolle muss nicht zwingend ein Cross-Check erfolgen, wichtig ist nur, dass beim Kontrollschnitt anders abgeteilt wird als beim Schneiden, damit Unebenheiten erkannt werden.

6.2.4 Modifizierung

Der Begriff Modifizierung bezeichnet die Ausarbeitung bzw. die Verfeinerung des (Grund-)Haarschnittes. Während der Grundschnitt mit den Grundtechniken Längsschnitt und Querschnitt erarbeitet wird, kommen bei der Modifizierung vor allem Spezialtechniken wie Slicen oder Pointen zur Anwendung.

Ein Haarschnitt kann, wenn der Grundschnitt erstellt wurde, so belassen werden, wie er ist. Dies ist häufig der Fall bei den eher klassischen, schlichten Haarschnitten wie dem Carréschnitt oder dem Pilzkopf.

Bei vielen Trendhaarschnitten, vor allem stark strukturierten, fransigen Schnitten, wird der Grundschnitt durch die Spezialtechniken modifiziert: Man arbeitet Fransen oder Stützhaare ein.

> **Modifizieren durch Chipping**
> Chipping stellt eine Besonderheit dar: Man kann damit den gesamten Grundschnitt für einen Fransenschnitt erstellen und auf die Grundschneidetechniken verzichten (→ Kap. 2.1). Die Modifizierung findet also bereits während des Grundschnittes statt.

6.3 Systematik der vier Basisschnittformen

Es gibt vier Basishaarschnitte, auf die prinzipiell alle anderen Haarschnitte zurückgeführt werden können:

- **die kompakte Form** (*Bild 1*), bei der alle Haare auf die gleiche Grundlänge zugeschnitten werden,
- **die Graduierung** (*Bild 2*), bei der die Deckhaare lang sind und die Frisur nur im unteren Drittel gestuft ist,

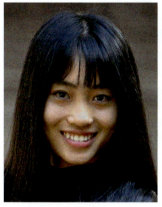
Bild 1 Kompakte Form

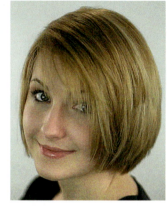
Bild 2 Graduierung

- **die uniforme Stufung** (*Bild 3*), bei der alle Haare auf dieselbe Länge gestuft sind und
- **die erweiternd verlaufende Stufung** (*Bild 4*), bei der die Oberkopfhaare kürzer gestuft sind und zum Hinterkopf hin in immer länger werdende Stufen übergehen.

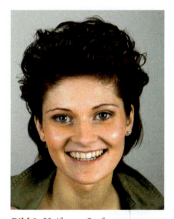
Bild 3 Uniforme Stufung

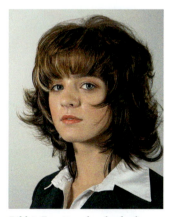
Bild 4 Erweiternd verlaufende Stufung

Beherrscht man die Systematik für diese vier Grundformen, so ist man in der Lage, jeden Haarschnitt systematisch zu schneiden.

Viele moderne Haarschnitte sind Mischformen aus mehreren Basisschnittformen. Hier gilt, dass man die unterschiedlichen Teile einer solchen Frisur jeweils nach der entsprechenden Systematik schneidet.

6.3.1 Kompakte Form („Stumpfschnitt")

Die kompakte Form ist eine Schnittform, bei der alle Haare auf die gleiche Grundlänge geschnitten werden. Die Grundlänge kann dabei ganz unterschiedlich gestaltet sein (*Bild 1 und 2*).

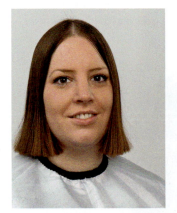

Bild 1 Beispiel Bob   *Bild 2* Beispiel Carréschnitt

Die charakteristischen Merkmale der kompakten Form sind:

- glatte **Textur**, da die Deckhaare bis zur Grundlinie reichen
- **Volumenschwerpunkt** im Bereich der Haarspitzen
- stumpf erscheinende **Konturlinie**
- viereckige **geometrische Grundform** des äußeren Umrisses

Textur

Als Textur bezeichnet man die Beschaffenheit der Oberfläche der Haare bei der Frisur. Man unterscheidet zwischen aktivierter und nicht aktivierter Textur.

Glatte Haare haben demnach eine ruhige, nicht aktivierte Textur, gewellte, gestufte oder fransige Haare dagegen haben eine bewegte, aktivierte Textur.

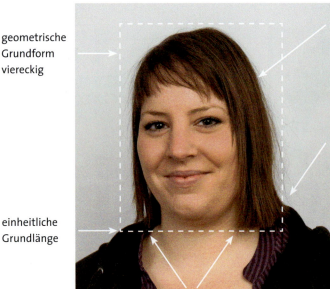

Bild 3 Merkmale der kompakten Form

Kompakte Form („Stumpfschnitt")

Step 1

Teilen Sie entlang des gesamten Haaransatzes ein ca. 1 cm breites Passee für die Grundlänge ab.

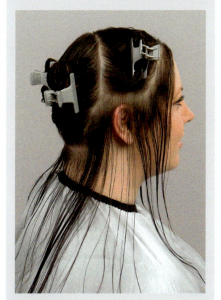

Bild 1 Step 1

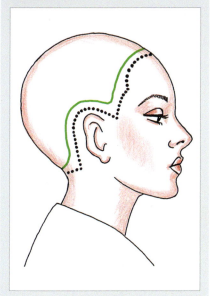

Bild 2 Abteillinie bei Step 1

Step 2

Schneiden Sie das abgeteilte Passee entlang der gesamten Kontur auf die gewünschte Grundlänge. Beginnen Sie hiermit im Nacken und arbeiten Sie zu den Seiten hin.

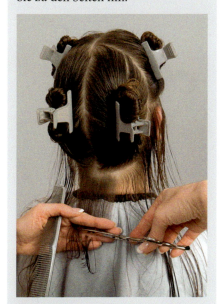

Bild 3 Step 2

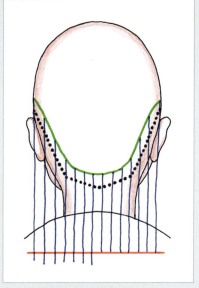

Bild 4 Abteillinie und Schnittlinie bei Step 2

Step 3

Achten Sie darauf, dass die Grundlinie auf beiden Seiten exakt gleich lang ist.

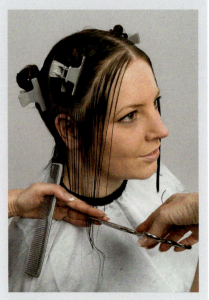

Bild 1 Step 3

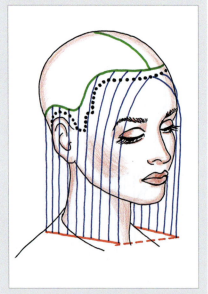

Bild 2 Abteillinie und Schnittlinie bei Step 3

Step 4

Teilen Sie im Nackenbereich ein weiteres Passee parallel zur Grundlinie ab.

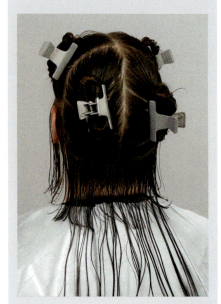

Bild 3 Step 4

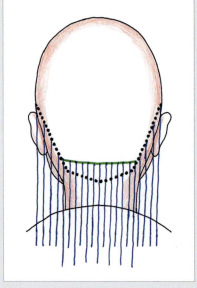

Bild 4 Abteillinie bei Step 4

Step 5

Schneiden Sie das abgeteilte Passee auf die Länge der Grundlinie zu. Belassen Sie das Haar im natürlichen Fall, indem Sie das Passee nur mit dem Kamm fixieren.

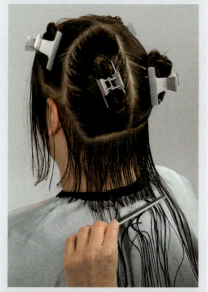

Bild 1 Step 5

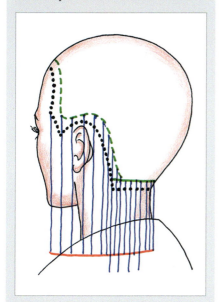

Bild 2 Abteillinie und Schnittlinie bei Step 5

Step 6

Teilen Sie – wie in Step 4 beschrieben – weitere Passees im Nackenbereich parallel ab und schneiden Sie diese ebenfalls auf die Grundlänge zu.

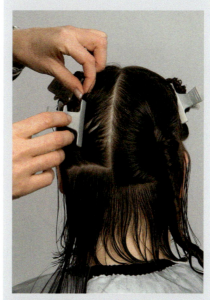

Bild 3 Step 6

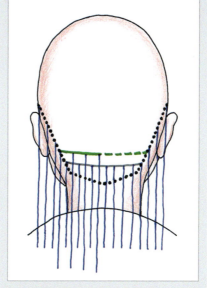

Bild 4 Abteillinie bei Step 6

> **! Merke**
>
> Handelt es sich bei der gewünschten Schnittform um eine kompakte Form mit Pony, so teilen Sie vor dem Schneiden der Seitenpartie das Ponysegment in Dreiecksform ab (→ Step 15). Schneiden Sie es separat nach Fertigstellung der Seitenpartie.

Step 7

Kämmen Sie die Passees sauber herab und teilen Sie stets so dünn ab, dass die vorgeschnittene Grundlinie deutlich durchscheint.

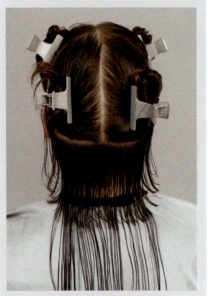

Bild 1 Step 7

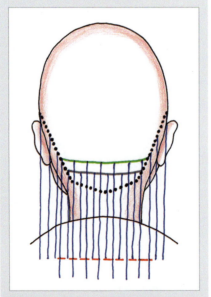

Bild 2 Durchscheinende Schnittlinie bei Step 7

Step 8

Fahren Sie – wie beschrieben – mit dem Schneiden der Grundlänge fort bis auf Ohrhöhe.

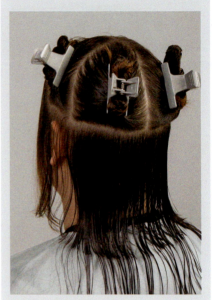

Bild 3 Step 8

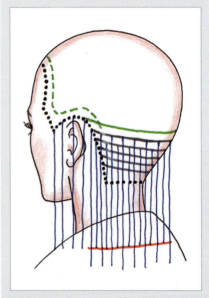

Bild 4 Abteillinien und Schnittlinie bei Step 8

Kompakte Form („Stumpfschnitt")

Step 9

Teilen Sie das nächste Passee oberhalb des Ohres parallel zum vorherigen ab, und zwar durchgehend von der hinteren Mitte bis zu den Schläfen auf beiden Seiten.

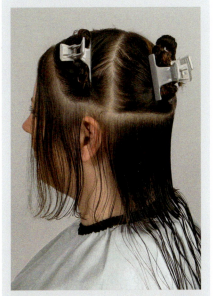

Bild 1 Step 9

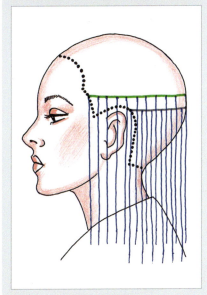

Bild 2 Abteillinie bei Step 9

Step 10

Schneiden Sie das abgeteilte Passee auf die Grundlänge zu. Als Orientierungslinie gilt die Schnittlinie der bereits geschnittenen Hinterkopfpartie sowie der seitlichen Grundlinie, die zu Beginn angelegt wurde.

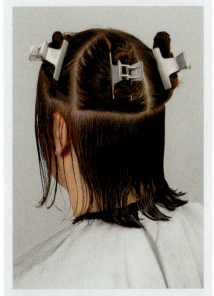

Bild 3 Step 10

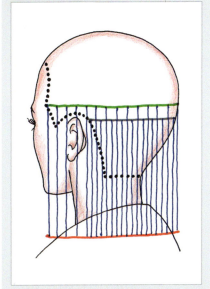

Bild 4 Abteillinie und Schnittlinie bei Step 10

Step 11

Teilen Sie an der Seitenpartie weitere Passees parallel ab, und zwar von Schläfe zu Schläfe über die hintere Mitte.

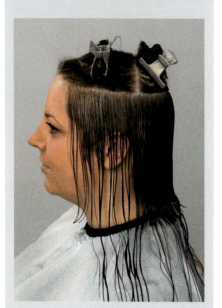

Bild 1 Step 11

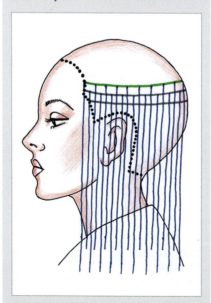

Bild 2 Abteillinie bei Step 11

Step 12

Schneiden Sie das abgeteilte Passee auf die Grundlänge zu.

Die Passees sollten von hier ab unbedingt in einem Zug von Schläfe zu Schläfe geschnitten werden, um Brüche im Schnitt zu vermeiden.

So setzen Sie die Schnitte weiter nach oben hin fort.

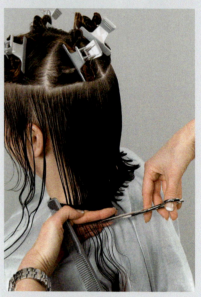

Bild 3 Step 12

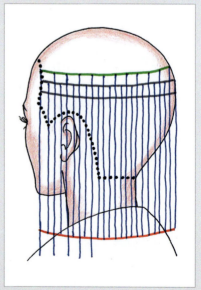

Bild 4 Abteillinie und Schnittlinie bei Step 12

Kompakte Form („Stumpfschnitt")

Step 13

Das letzte Passee kämmen Sie vom Mittelscheitel aus in Fallrichtung herab.

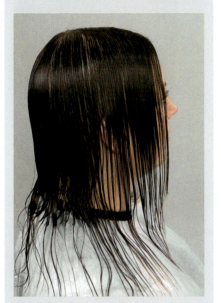

Bild 1 Step 13

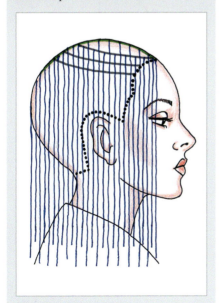

Bild 2 Abteillinie bei Step 13

Step 14

Schneiden Sie auch das letzte Passee auf die Grundlänge zu. Achten Sie darauf, das Passee ohne starken Zug zu halten.

Durch die parallele Haltung der Finger sowie das Schneiden unterhalb der Finger vermeidet man eine Graduierung und erhält eine saubere, kompakte Schnittlinie.

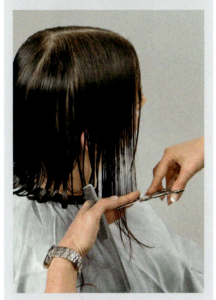

Bild 3 Step 14

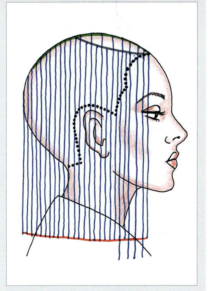

Bild 4 Abteillinie und Schnittlinie bei Step 14

Step 15

Am Schluss teilen Sie im Ponybereich ein dreieckiges Passee ab und ziehen es zur vorderen Mitte, um die Längen der beiden Seitenpartien aneinander anzugleichen.

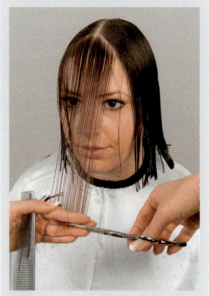

Bild 1 Step 15

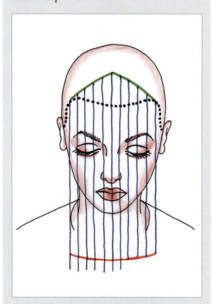

Bild 2 Abteillinie und Schnittlinie bei Step 15

Step 16

Überprüfen Sie nochmals, ob die Seiten exakt gleich lang sind.

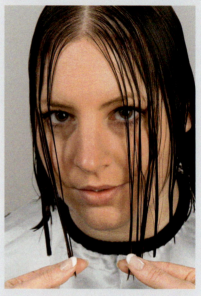

Bild 3 Step 16

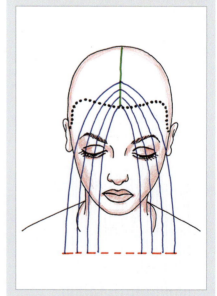

Bild 4 Längenvergleich bei Step 16

Step 17

Föhnen Sie das Haar im natürlichen Fall trocken, ohne es in Form zu föhnen.

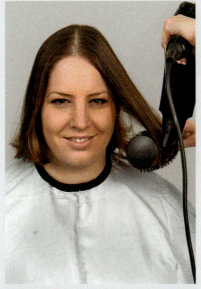

Bild 1 Step 17

Step 18

Kontrollieren Sie im trockenen Zustand der Haare noch einmal die Schnittlinien der Kontur und schneiden Sie gegebenenfalls nach.

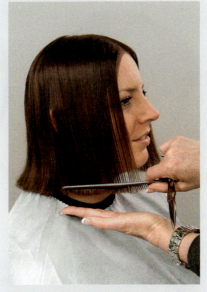

Bild 2 Step 18

Step 19

Der Haarschnitt ist fertig.

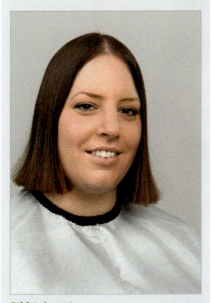

Bild 3 Step 19

Step 20

Der Haarschnitt nach dem Ausarbeiten mit Spezialtechniken: Fransen im Konturenbereich lockern das Erscheinungsbild der Frisur auf.

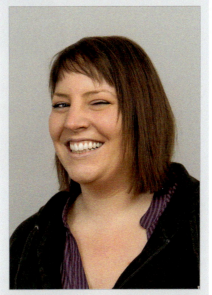

Bild 4 Step 20

6.3.2 Graduierung (I)

Die Graduierung ist eine Schnittform, bei der die Haare im unteren Drittel oder Viertel der Frisur gestuft sind, das Deckhaar jedoch lang und seine Textur glatt ist. Graduierungen gibt es nur bei kurzen bis schulterlangen Haaren (*Bild 1 und 2*). Im langen Haar ergibt eine Stufung im unteren Frisurenteil keine vorteilhaften Ergebnisse.

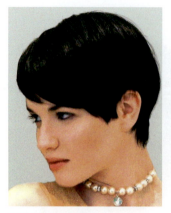
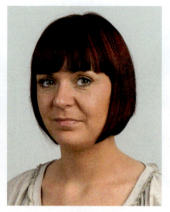

Bild 1 Beispiel für eine Graduierung im kurzen Haar

Bild 2 Beispiel für eine Graduierung im halblangen Haar

Die charakteristischen Merkmale der Graduierung sind:
- nicht aktivierte **Textur** der Deckhaare im oberen Bereich der Frisur
- **Volumenschwerpunkt** im unteren Drittel der Frisur
- aktivierte **Textur** im unteren Drittel der Frisur durch die Stufung
- dreieckige **geometrische Grundform**

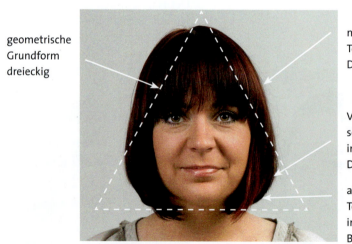

Bild 3 Merkmale der Graduierung

Für das Schneiden der Stufung im unteren Bereich der Graduierung stehen zwei Möglichkeiten zur Verfügung:
- Das Schneiden mit Querschnitten und einem Abhebewinkel bis ca. 45° (→ Kap. 3.4.3) wird erklärt unter **Graduierung (I)**.
- Das Schneiden mit Längsschnitten wird erklärt unter **Graduierung (II)**.

Graduierung (I)

Step 1

Teilen Sie entlang des gesamten Haaransatzes ein ca. 1 cm breites Passee für die Grundlänge ab.

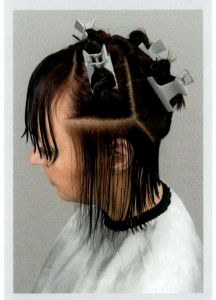

Bild 1 Step 1

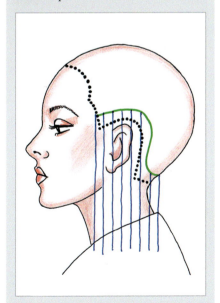

Bild 2 Abteillinie bei Step 1

Step 2

Schneiden Sie das abgeteilte Passee entlang der gesamten Kontur auf die gewünschte Grundlänge.

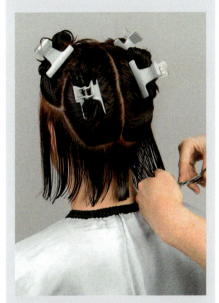

Bild 3 Step 2

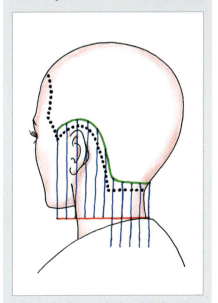

Bild 4 Abteillinie und Schnittlinie bei Step 2

Step 3

Kontrollieren Sie, ob beide Seiten exakt gleich lang sind, und korrigieren Sie gegebenenfalls.

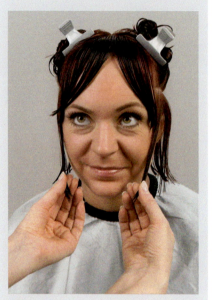

Bild 1 Step 3

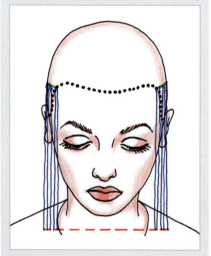

Bild 2 Längenvergleich bei Step 3

Step 4

Teilen Sie im Nackensegment parallel zur Grundlinie das nächste Passee ab.

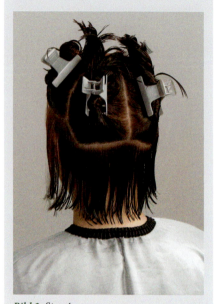

Bild 3 Step 4

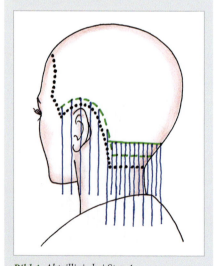

Bild 4 Abteillinie bei Step 4

❗ Merke

Das Nackensegment schneiden Sie zunächst wie bei der kompakten Form. Das bedeutet, dass für diese Haarpartie noch keine Graduierung erfolgt. Sie beginnt erst, wenn die Haare der Seitenpartie hinzukommen. So entsteht im Nacken und an den Seiten eine einheitliche Graduierung. Andernfalls erhalten Sie im Nacken eine stärkere Graduierung.

Graduierung (I)

Step 5

Schneiden Sie das abgeteilte Passee auf die Länge der Grundlinie.

Achten Sie auf die parallele Haltung der Finger, damit das Nackensegment kompakt bleibt und noch keine Graduierung erhält.

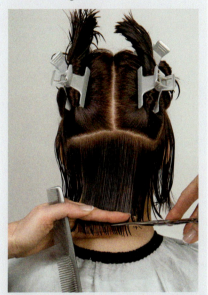

Bild 1 Step 5

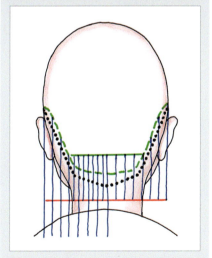

Bild 2 Abteillinie und Schnittlinie bei Step 5

Step 6

Im Nackensegment teilen Sie weitere Passees parallel zur Grundlinie ab und schneiden sie auf die Grundlänge zu.

Auf diese Weise verfahren Sie im Nackensegment weiter bis auf Ohrhöhe.

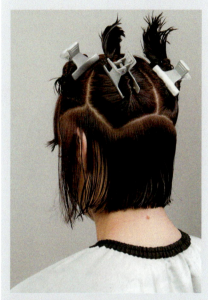

Bild 3 Step 6

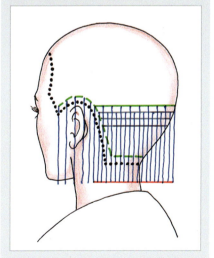

Bild 4 Abteillinie und Schnittlinie bei Step 6

> **! Merke**
>
> Handelt es sich um eine Graduierung mit Pony, so teilen Sie vor dem Schneiden der Seitenpartie das Ponysegment in Dreiecksform ab (→ Step 12). Schneiden Sie es separat nach Fertigstellung der Seitenpartie.

Step 7

Als Nächstes teilen Sie ein Passee parallel zum vorherigen ab, und zwar von der hinteren Mitte bis nach vorn zur Schläfe hin.

Der seitliche Teil dieses Passees hat bereits die endgültige Länge, da es in Step 1 und 2 schon auf die Grundlänge geschnitten wurde. Es dient nun der Orientierung.

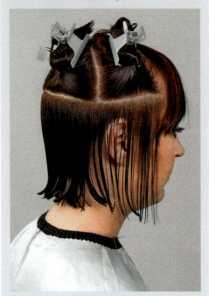

Bild 1 Step 7

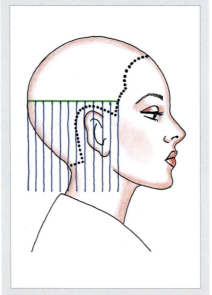

Bild 2 Abteillinie bei Step 7

Step 8

Das nächste Passee teilen Sie wieder von der hinteren Mitte bis zur Schläfe, parallel zum vorherigen Passee, ab.

Zum Schneiden der Graduierung halten Sie es in einem Abhebewinkel von 45°.

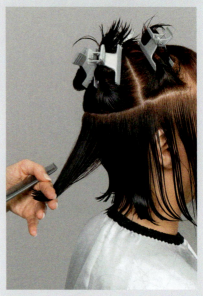

Bild 3 Step 8

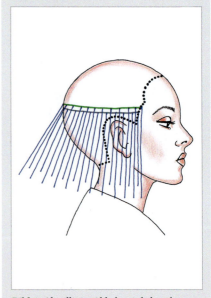

Bild 4 Abteillinie, Abhebewinkel und Schnittlinie bei Step 8

Graduierung (I)

Step 9

Das abgeteilte Passee schneiden Sie im Abhebewinkel von 45° auf die Grundlänge zu. Durch den Abhebewinkel beginnt nun die Graduierung, d. h., jedes weitere Passee wird etwas kürzer als das vorherige, sodass sich eine abgerundete Kontur ergibt.

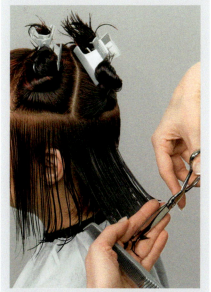

Bild 1 Step 9

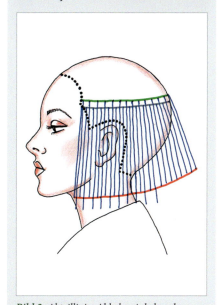

Bild 2 Abteillinie, Abhebewinkel und Schnittlinie bei Step 9

Step 10

Wie in Step 8 und 9 beschrieben, fahren Sie weiter fort bis zur Scheitelpartie.

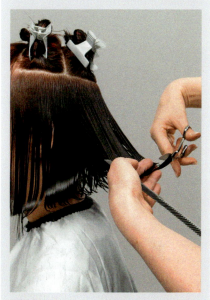

Bild 3 Step 10

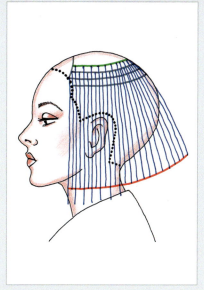

Bild 4 Abteillinie, Abhebewinkel und Schnittlinie bei Step 10

Step 11

Das letzte Passee im Scheitelbereich wird vom Scheitel ausgehend in Fallrichtung herabgekämmt und im gleichen Abhebewinkel wie vorher auf die Grundlänge zugeschnitten.

Bei der Graduierung ohne Pony ist dies der letzte Arbeitsschritt vor der Kontrolle.

Bei der Graduierung mit Pony schließen sich die Arbeitsschritte 12 bis 15 an.

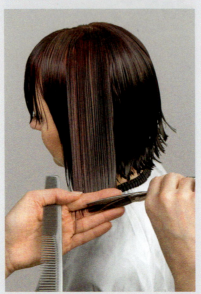

Bild 1 Step 11

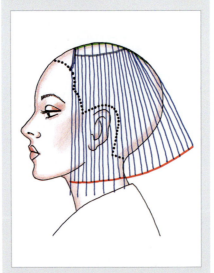

Bild 2 Abteillinie, Abhebewinkel und Schnittlinie bei Step 11

Step 12

Für einen Pony teilen Sie zunächst ausgehend vom höchsten Punkt des Oberkopfes ein dreieckiges Ponysegment ab.

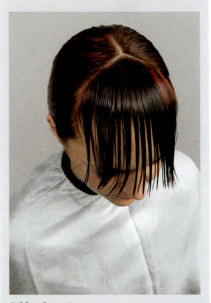

Bild 3 Step 12

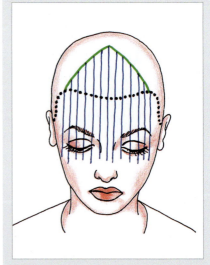

Bild 4 Abteillinie bei Step 12

Step 13

Teilen Sie als Nächstes ein waagerechtes Passee parallel zum Haaransatz ab, um die Grundlänge für den Pony zu bestimmen.

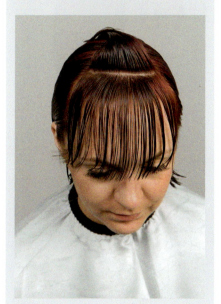

Bild 1 Step 13

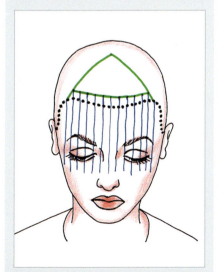

Bild 2 Abteillinie bei Step 13

Step 14

Schneiden Sie das abgeteilte Passee auf die Länge der Grundlinie.

Im Ponysegment erfolgt keine Graduierung, weil die Haare hier auf der Stirn aufliegen und eine Graduierung kaum sichtbar würde.

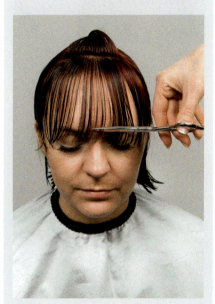

Bild 3 Step 14

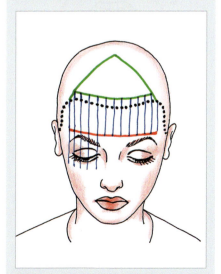

Bild 4 Abteillinie und Schnittlinie bei Step 14

Step 15

Verfahren Sie weiter wie in Schritt 13 und 14, bis das gesamte Ponysegment auf die Grundlänge zugeschnitten ist. Achten Sie darauf, ohne Abhebewinkel zu schneiden.

Step 16

Der Haarschnitt im nassen Haar ist fertig.

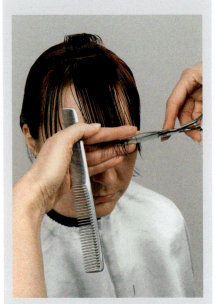

Bild 1 Step 15

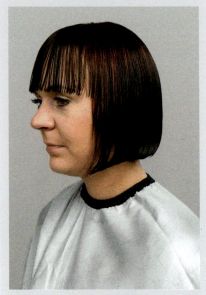

Bild 3 Step 16

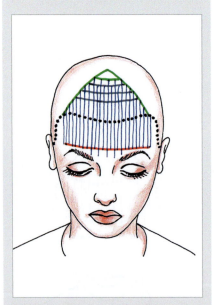

Bild 2 Abteillinien und Schnittlinie bei Step 15

Graduierung (I)

Step 17

Föhnen Sie das Haar trocken.

Durch eine Rundbürste können Sie den weichen Fall der Haare nach innen beim Föhnen unterstützen.

Step 18

Im trockenen Zustand kontrollieren Sie die Schnittlinien der Kontur und schneiden Sie gegebenenfalls nach.

Damit ist der Haarschnitt fertig gestellt.

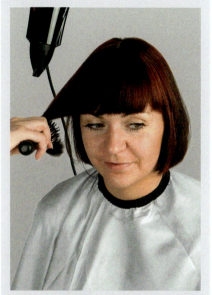

Bild 1 Step 17

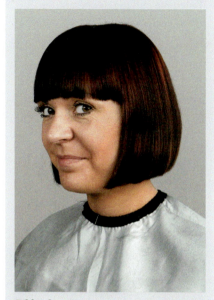

Bild 2 Step 18

6.3.3 Graduierung (II)

Bei der eben gezeigten Vorgehensweise bei der Graduierung wird durch die Querschnitte und den Abhebewinkel eine nur leichte Abstufung erzielt. Soll eine stärkere Abstufung erreicht werden, so kann die Graduierung durch Längsschnitte erfolgen, wie in den folgenden Arbeitsschritten gezeigt wird.

Step 1

Teilen Sie entlang des gesamten Haaransatzes ein ca. 1 cm breites Passee für die Grundlänge ab.

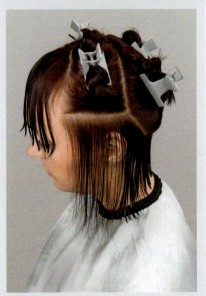

Bild 1 Step 1

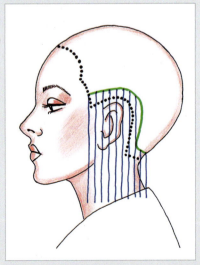

Bild 2 Abteillinie bei Step 1

Step 2

Schneiden Sie das abgeteilte Passee entlang der gesamten Kontur auf die gewünschte Grundlänge. Achten Sie auch hier darauf, dass beide Seiten exakt die gleiche Länge haben.

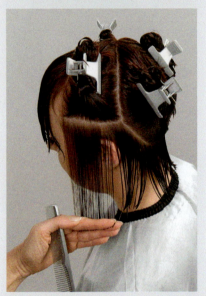

Bild 3 Step 2

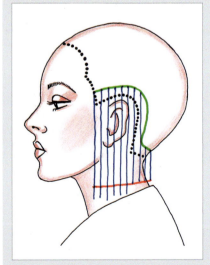

Bild 4 Abteillinie und Schnittlinie bei Step 2

Graduierung (II)

Step 3

Teilen Sie in der Mitte des Nackensegmentes ein senkrechtes Passee für die Führungslinie der Graduierung ab.

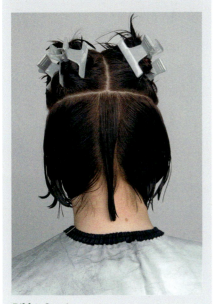

Bild 1 Step 3

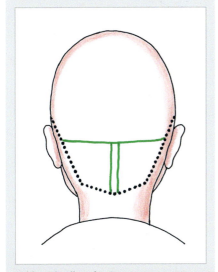

Bild 2 Abteillinie bei Step 3

Step 4

Das abgeteilte Passee halten Sie in einem Abhebewinkel von ca. 45° und schneiden es auf die Länge der gewünschten Stufung zu.

Am unteren Ende des Passees dient die Grundlinie der Orientierung und gibt die Länge vor.

So entsteht die Führungslinie für die Graduierung, also für die Stufung im unteren Drittel der Frisur.

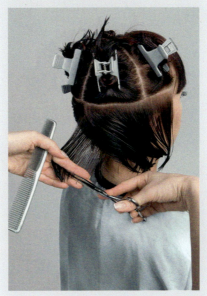

Bild 3 Step 4

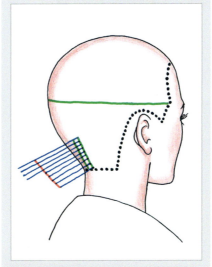

Bild 4 Abteillinie, Schnittlinie und Abhebewinkel bei Step 4

Step 5

Überprüfen Sie anhand des Falls der Haare, ob die Graduierung ausreicht.

Step 6

Teilen Sie das nächste Passee parallel zur Führungslinie ab und schneiden Sie es auf die Länge der Führungslinie zu.

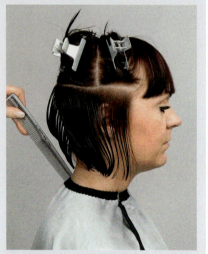

Bild 1 Step 5

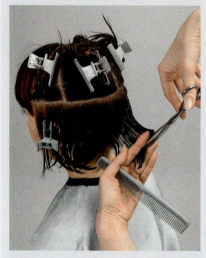

Bild 3 Step 6

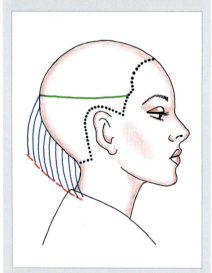

Bild 2 Umrisslinie bei Step 5

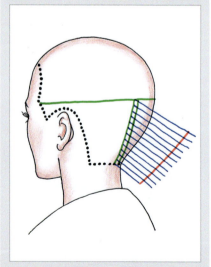

Bild 4 Abteillinie, Schnittlinie und Abhebewinkel bei Step 6

Graduierung (II)

Step 7

Wie in Step 5 und 6 beschrieben teilen Sie zu beiden Seiten hin weitere Passees parallel ab.

Schneiden Sie sie in demselben Abhebewinkel auf die Führungslinie zu, bis das gesamte Nackensegment vollständig graduiert ist.

Stets dient die Grundlinie der Orientierung und gibt am unteren Ende die Länge vor.

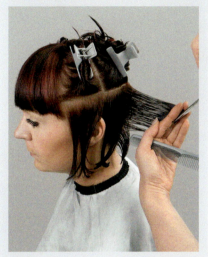

Bild 1 Step 7

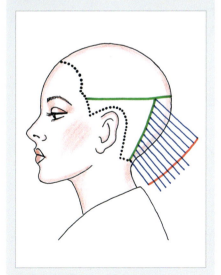

Bild 2 Abteillinie und Schnittlinie bei Step 7

Step 8

An den Seitenpartien vor den Ohren teilen Sie die Passees waagerecht ab und schneiden sie mit leicht diagonaler Haltung im Abhebewinkel auf die Grundlänge zu. Auf diese Weise bleibt die konkave Deckhaarlinie erhalten.

konkav

nach innen gewölbt, hier die Wölbung der Deckhaarlinie nach oben

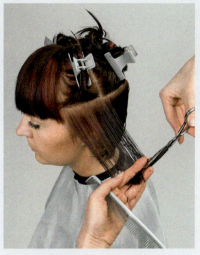

Bild 3 Step 8

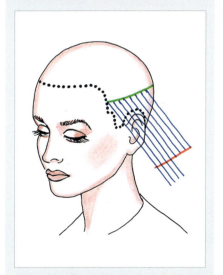

Bild 4 Abteillinie, Schnittlinie und Abhebewinkel bei Step 8

Step 9

Vor dem nächsten Step vergleichen Sie, ob beide Seiten eine gleichmäßige Graduierung erhalten haben.

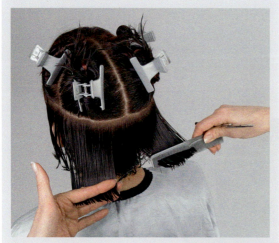

Bild 1 Step 9

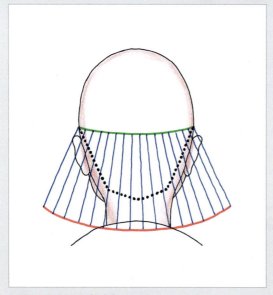

Bild 2 Längenvergleich bei Step 9

Step 10

Am Hinterkopfsegment teilen Sie dann in der Mitte ein Passee für die nächste Führungslinie ab und schneiden es auf die gewünschte Länge der Stufung. Am unteren Ende des Passees dient die Führungslinie des unteren Nackensegmentes der Orientierung.

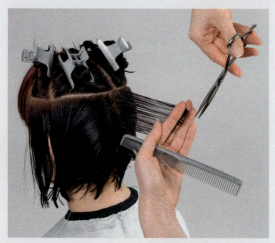

Bild 3 Step 10

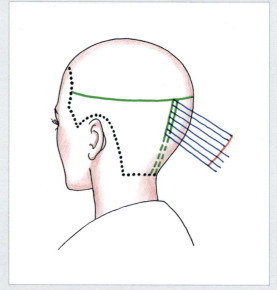

Bild 4 Abteillinie und Schnittlinie bei Step 10

Step 11

Teilen Sie auch hier das nächste Passee seitlich parallel zur Führungslinie ab und schneiden Sie es auf die Länge der Führungslinie zu. Achten Sie darauf, den Abhebewinkel einzuhalten.

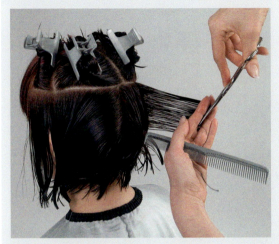

Bild 1 Step 11

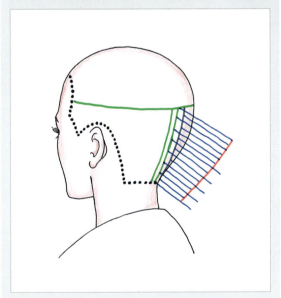

Bild 2 Abteillinie, Schnittlinie und Abhebewinkel bei Step 11

Step 12

An den vorderen Seitenpartien teilen Sie die Passees waagerecht ab.

Halten Sie sie beim Zuschneiden auf die Grundlänge leicht diagonal, um die konkave Deckhaarlinie zu erhalten.

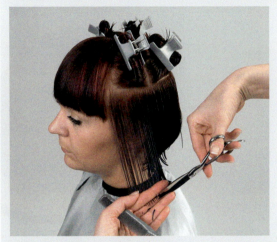

Bild 3 Step 12

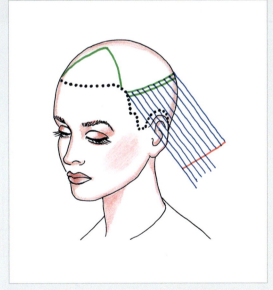

Bild 4 Abteillinie, Schnittlinie und Abhebewinkel bei Step 12

Step 13

Nachdem Sie die Graduierung fertiggestellt haben, teilen Sie nun das nächste Passee oberhalb der Graduierung waagerecht ab.

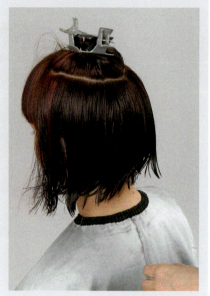

Bild 1 Step 13

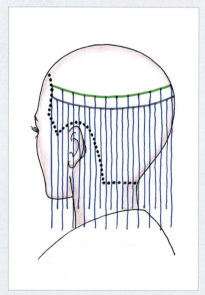

Bild 2 Abteillinie bei Step 13

Step 14

Schneiden Sie das abgeteilte Passee auf die Länge des darunterliegenden Passees. Von hier an wird das Oberkopfsegment auf die Deckhaarlinie angepasst und keine weitere Graduierung vorgenommen.

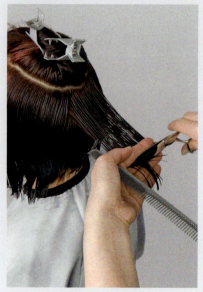

Bild 3 Step 14

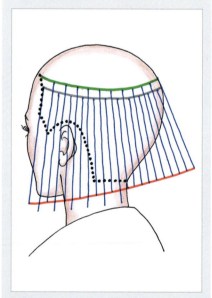

Bild 4 Abteillinie, Abhebewinkel und Schnittlinie bei Step 14

Step 15

Setzen Sie die Deckhaar-Schnittlinie nach vorne hin wieder diagonal fort, um die konkave Deckhaarlinie zu erhalten.

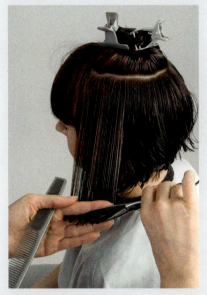

Bild 1 Step 15

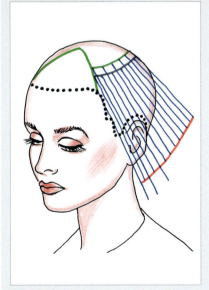

Bild 2 Abteillinien, Abhebewinkel und Schnittlinie bei Step 15

Step 16

Bei den folgenden waagerechten Passees des Oberkopfsegmentes verringern Sie allmählich den Abhebewinkel, um alle Haare auf eine Deckhaarlinie zu bringen.

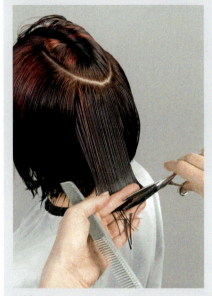

Bild 3 Step 16

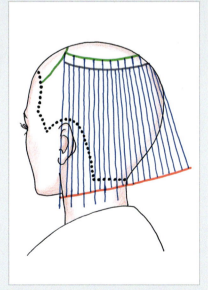

Bild 4 Abteillinien, Abhebewinkel und Schnittlinie bei Step 16

Step 17

Kämmen Sie für den nächsten Schritt alle Haare in Fallrichtung vom Mittelscheitel aus locker herab.

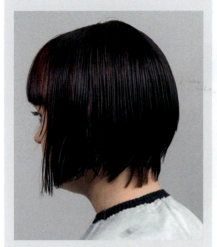

Bild 1 Step 17

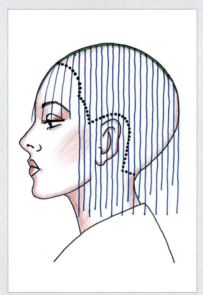

Bild 2 Abteillinie bei Step 17

Step 18

Teilen Sie im Deckhaarsegment ein senkrechtes Passee ab und passen Sie es mit Längsschnitten an die Länge des darunterliegenden Segmentes an. Auf diese Weise wird eine weiche Abrundung der Deckhaarlinie erlangt.

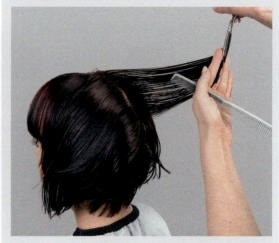

Bild 3 Step 18

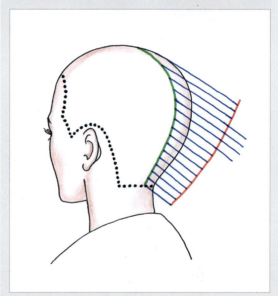

Bild 4 Abteillinie und Schnittlinie bei Step 18

Graduierung (II)

Step 19

Achten Sie beim weiteren Abteilen auf die sternförmige Anordnung der Passees, um die Kopfrundung zu berücksichtigen.

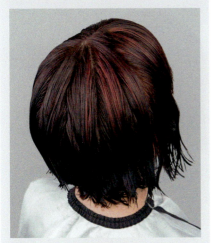

Bild 1 Step 19

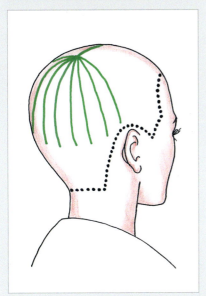

Bild 2 Abteillinien bei Step 19

Step 20

Setzen Sie die Abrundung der Deckhaarpartie mit Längsschnitten zu den Seiten hin fort. Halten Sie die Passees nach vorne hin diagonal, um weiterhin die konkave Deckhaarlinie einzuhalten.

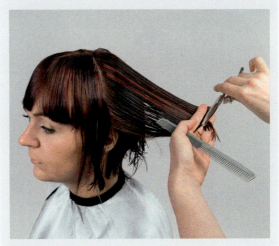

Bild 3 Step 20

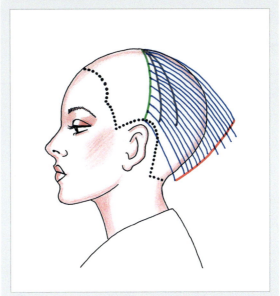

Bild 4 Abteillinien, Abhebewinkel und Schnittlinie bei Step 20

Step 21

Zur Kontrolle werden noch einmal alle Haare im Cross-Check auf die Deckhaarlinie gezogen und gegebenenfalls nachgeschnitten.

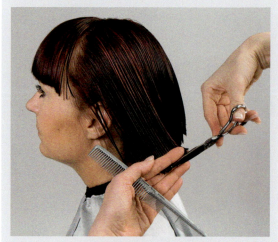

Bild 1 Step 21

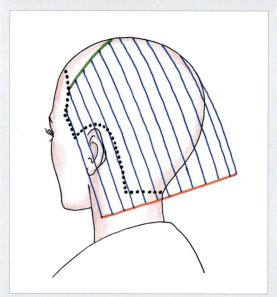

Bild 2 Abteillinie, Schnittlinie und Abhebewinkel bei Step 21

Step 22

Abschließend kann die Grundlinie im Nacken noch einmal nachgearbeitet werden, um sie den Gesamtproportionen anzupassen.

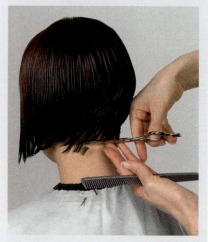

Bild 3 Step 22

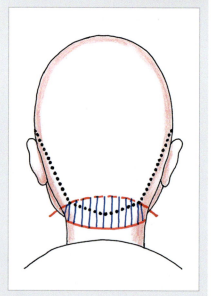

Bild 4 Schnittlinie bei Step 22

Step 23

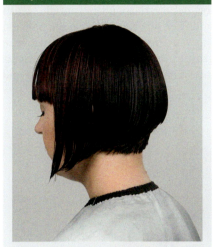

Bild 1 Der fertige Haarschnitt

Step 24

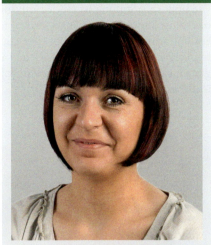

Bild 2 Die Graduierung nach dem Föhnen

Zum Vergleich: Zwei Formen der Graduierung

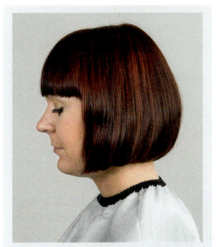

Bild 3 Die Graduierung mit Querschnitten erstellt

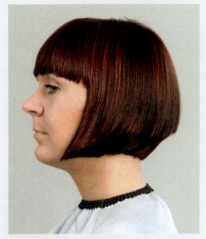

Bild 4 Die Graduierung mit Längsschnitten erstellt

Eine Graduierung mit nur leicht ansteigender Stufung, die durch Querschnitte mit Abhebewinkel erarbeitet wurde (→ S. 52 ff.).

Eine Graduierung mit stärker ansteigender Stufung im Nacken, die mit Längsschnitten erarbeitet wurde (→ S. 61 ff.).

6.3.4 Uniforme Stufung

Die uniforme Stufung ist eine Schnittform, bei der die Haare überall auf die (genau oder ungefähr) gleiche Länge geschnitten sind. Fast alle Kurzhaarschnitte basieren auf uniformer Stufung. Es gibt aber auch längere Formen, bei denen beispielsweise kinnlange Haare auf eine einheitliche Länge gestuft werden. Bei längeren Haaren ergibt eine uniforme Stufung keine sinnvolle und harmonische Volumenverteilung und ist daher ungeeignet.

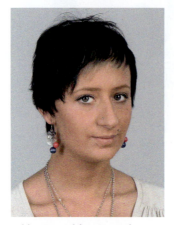

Bild 1 Beispiel für eine uniforme Stufung beim Kurzhaarschnitt

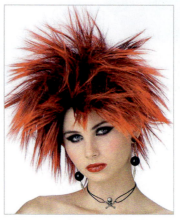

Bild 2 Beispiel für eine uniforme Stufung bei längeren Haaren

Die charakteristischen Merkmale der uniformen Stufung sind:

- aktivierte **Textur**
- **Volumenschwerpunkt** in der Mitte der Frisur
- runde **geometrische Grundform** des äußeren Umrisses

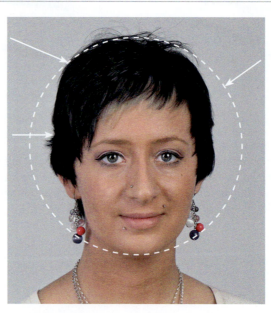

Bild 3 Merkmale der uniformen Stufung

Uniforme Stufung

Step 1

Teilen Sie entlang der gesamten Kontur ein ca. 1 cm breites Passee für die Grundlinie ab.

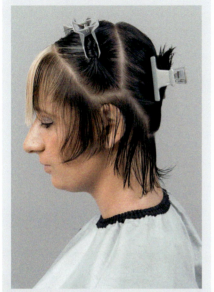

Bild 1 Step 1

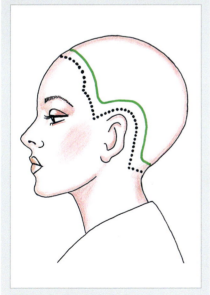

Bild 2 Abteillinie bei Step 1

Step 2

Beginnen Sie mit dem Schneiden der Grundlänge im Nacken und fixieren Sie die herabgekämmten Haare nur mit dem Kamm, um eventuelle Wirbel zu berücksichtigen. Schneiden Sie die Passees nicht in der Hand, damit keine Graduierung entsteht.

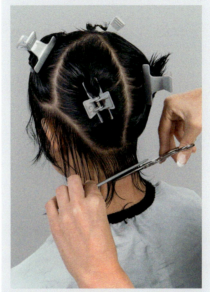

Bild 3 Step 2

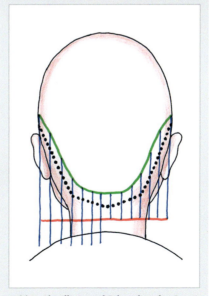

Bild 4 Abteillinie und Schnittlinie bei Step 2

Step 3

Setzen Sie das Schneiden der Grundlinie rundherum fort, indem Sie die Haare locker herabkämmen und freihand schneiden.

So wird vermieden, dass sich die Grundlinie an Wirbeln oder über den Ohren verzogen wird.

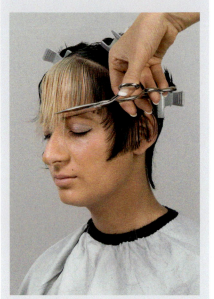

Bild 1 Step 3

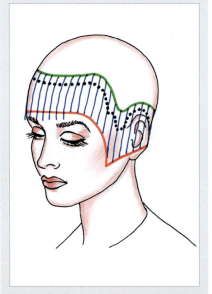

Bild 2 Abteillinie und Schnittlinie bei Step 3

Step 4

Teilen Sie entlang eines Mittelscheitels von der Stirn bis in den Nacken ein ca. 1 cm breites Passee für die Führungslinie ab.

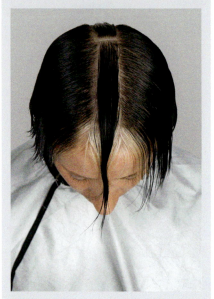

Bild 3 Step 4

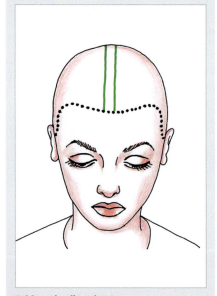

Bild 4 Abteillinie bei Step 4

Step 5

Beginnen Sie im Stirnbereich, die Führungslinie für die gewünschte Stufung zu schneiden. Halten Sie die Passees dabei stets in einem Winkel von 90°, um eine einheitliche Stufung zu erzielen.

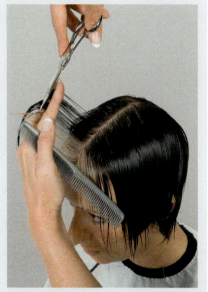

Bild 1 Step 5

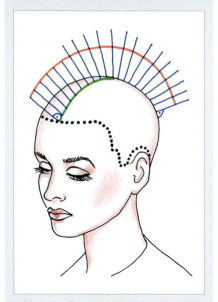

Bild 2 Abteillinie und Schnittlinie bei Step 5

Step 6

Setzen Sie das Schneiden der Führungslinie entlang des Mittelscheitels fort bis in den Nacken.

Anhand des Falls dieses ersten Passees können Sie feststellen, ob die Führungslinie kurz genug ist und die Stufung gut fällt. Arbeiten Sie gegebenenfalls nach.

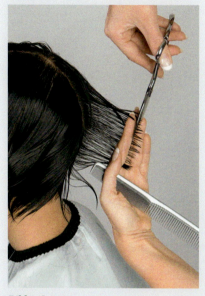

Bild 3 Step 6

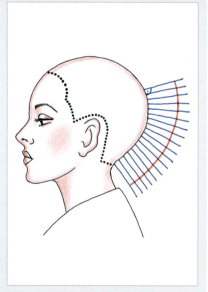

Bild 4 Abteillinie, Abhebewinkel und Schnittlinie bei Step 6

Step 7

Teilen Sie als Nächstes das Nackensegment ab. Es sollte in der Höhe einer Fingerlänge entsprechen.

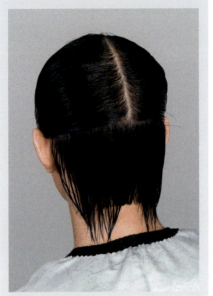

Bild 1 Step 7

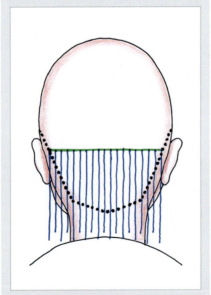

Bild 2 Abteillinie bei Step 7

Step 8

Teilen Sie dann parallel zur hinteren Führungslinie ein senkrechtes Passee ab, halten Sie es im 90°-Winkel und schneiden Sie es auf die Länge der Führungslinie zu.

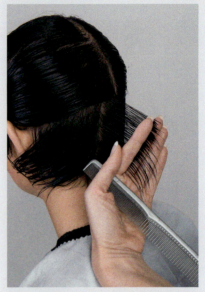

Bild 3 Step 8

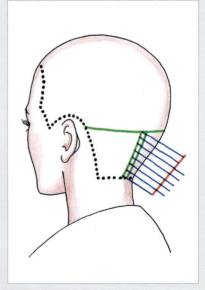

Bild 4 Abteillinie, Abhebewinkel und Schnittlinie bei Step 8

Step 9

Teilen Sie im Nackensegment seitlich weitere Passees parallel zum vorherigen Passee ab und schneiden Sie sie auf die Länge der Führungslinie zu.

Am unteren Ende des Passees sollte zur Orientierung stets die Grundlinie erkennbar sein.

Step 10

Verfahren Sie so auf beiden Seiten weiter, bis das Nackensegment vollständig gestuft ist und vergleichen Sie anschließend, ob die Stufung einheitlich erfolgt ist.

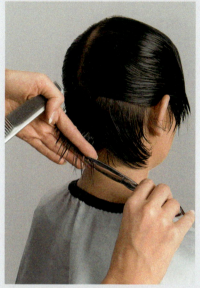

Bild 1 Step 9

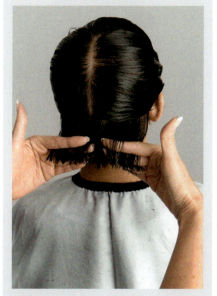

Bild 3 Step 10

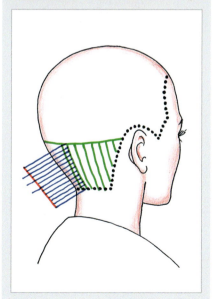

Bild 2 Abteillinien und Schnittlinie bei Step 9

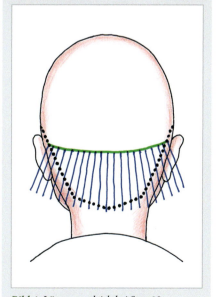

Bild 4 Längenvergleich bei Step 10

Step 11

Teilen Sie oberhalb des Nackensegments das Hinterkopfsegment für die Fortsetzung der Stufung ab.

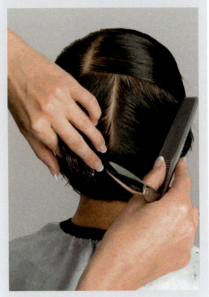

Bild 1 Step 11

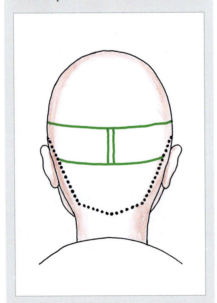

Bild 2 Abteillinie bei Step 11

Step 12

Teilen Sie dann für die Stufung im Hinterkopfsegment ein seitliches Passee parallel zur Führungslinie ab und schneiden Sie es auf die Länge der Führungslinie zu.

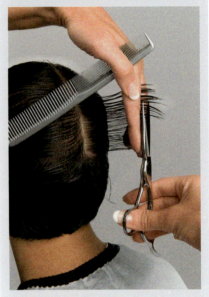

Bild 3 Step 12

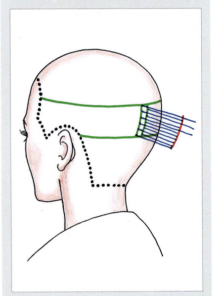

Bild 4 Abteillinie und Schnittlinie bei Step 12

Uniforme Stufung

Step 13

Teilen Sie seitlich weitere Passees parallel ab und schneiden Sie sie auf die Länge des vorhergehenden Passees zu. Setzen Sie diese Vorgehensweise bis zum Ohr fort.

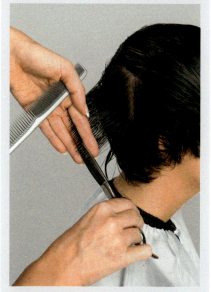

Bild 1 Step 13

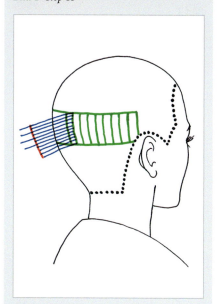

Bild 2 Abteillinien und Schnittlinie bei Step 13

Step 14

Teilen Sie dann im Wirbelbereich für die Stufung ein Passee parallel zur Führungslinie ab und schneiden Sie es auf die Länge der Führungslinie zu.

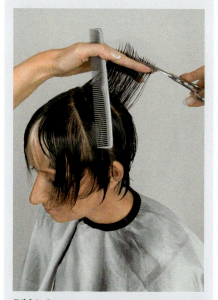

Bild 3 Step 14

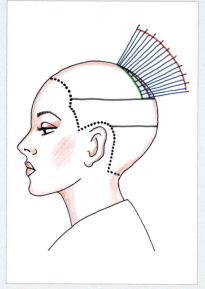

Bild 4 Abteillinie und Schnittlinien bei Step 14

Step 15

Achten Sie beim Abteilen der Passees im Wirbelbereich unbedingt auf eine sternförmige Abteilung, um die Kopfrundung zu berücksichtigen.

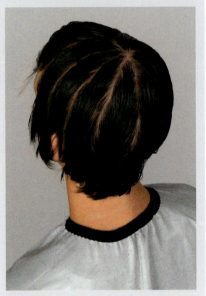

Bild 1 Step 15

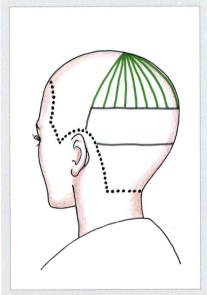

Bild 2 Abteillinien bei Step 15

Step 16

Teilen Sie im Wirbelbereich zu beiden Seiten hin weitere parallele Passees sternförmig ab und schneiden Sie sie auf die Länge der Führungslinie zu. Achten Sie stets darauf, die Passees im 90°-Winkel zu halten.

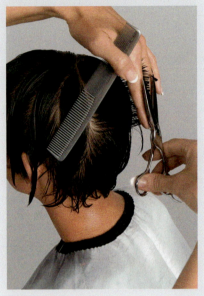

Bild 3 Step 16

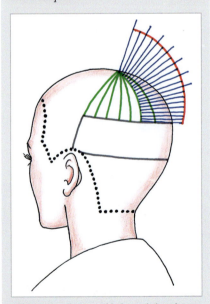

Bild 4 Abteillinien, Abhebewinkel und Schnittlinie bei Step 16

Uniforme Stufung

Step 17

Teilen Sie für die Stufung des Seitensegmentes oberhalb des Ohres ein senkrechtes Passee ab. Nehmen Sie Haare des Hinterkopfpassees hinzu und schneiden Sie es auf die Länge der Stufung am Hinterkopf zu.

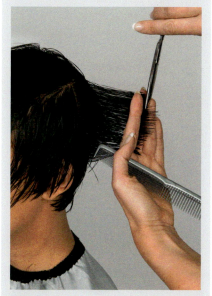

Bild 1 Step 17

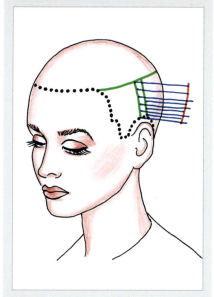

Bild 2 Abteillinie und Schnittlinie bei Step 17

Step 18

Teilen Sie nach vorne hin weitere senkrechte Passees ab und schneiden Sie sie auf die Länge der Stufung zu. Stellen Sie auf diese Weise die Stufung des unteren Seitensegmentes fertig.

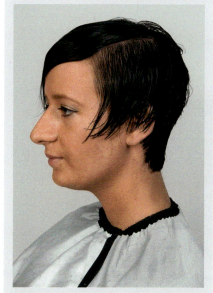

Bild 3 Step 18

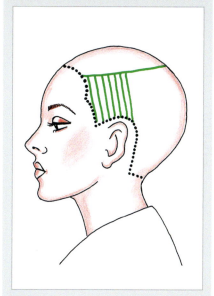

Bild 4 Abteillinien bei Step 18

Step 19

Überprüfen Sie, ob die Länge der Stufung auf beiden Seiten einheitlich ist.

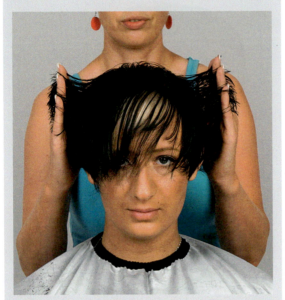

Bild 1 Step 19

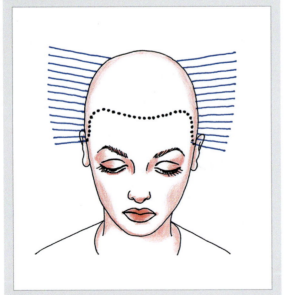

Bild 2 Längenvergleich bei Step 19

Step 20

Teilen Sie für die Stufung im Oberkopfbereich ein senkrechtes Passee parallel zur Führungslinie am Mittelscheitel ab und schneiden Sie es auf die Länge der Führungslinie zu.

Auch hier erfolgen die weiteren Abteilungen sternförmig.

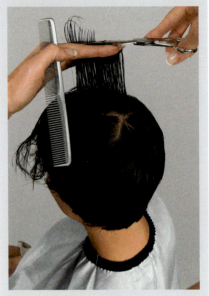

Bild 3 Step 20

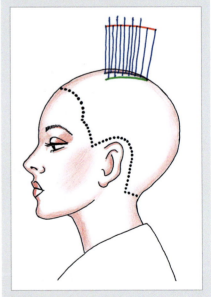

Bild 4 Abteillinie und Schnittlinie bei Step 20

Step 21

Teilen Sie weitere Passees sternförmig um den Wirbelbereich ab und schneiden Sie sie auf die Länge der Führungslinie.

Stellen Sie so die Stufung im oberen Wirbelbereich fertig.

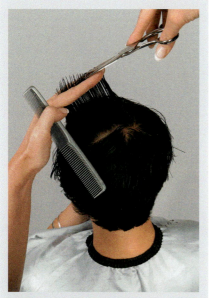

Bild 1 Step 21

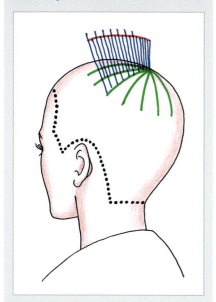

Bild 2 Abteillinien und Schnittlinien bei Step 21

Step 22

Kämmen Sie als Nächstes die Deckhaare vom Scheitel aus im natürlichen Fall herab und schneiden Sie sie zunächst auf die Grundlinie zu.

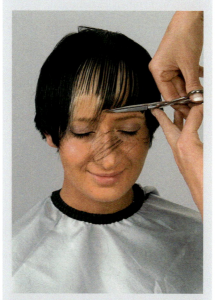

Bild 3 Step 22

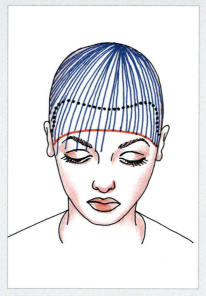

Bild 4 Schnittlinie bei Step 22

Step 23

Für die Stufung im Vorderkopfbereich teilen Sie ein Passee parallel zur mittleren Führungslinie ab und schneiden es auf die Länge der Führungslinie zu.

Achten Sie auch hier wieder auf sternförmige Abteilungen, um die Kopfform zu berücksichtigen.

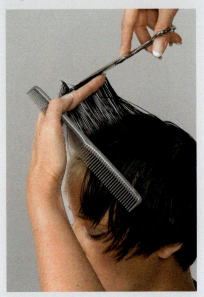

Bild 1 Step 23

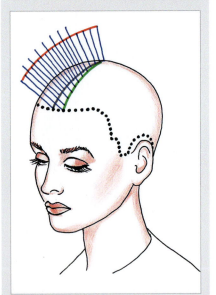

Bild 2 Abteillinie und Schnittlinie bei Step 23

Step 24

Teilen Sie ein weiteres Passee sternförmig ab und schneiden Sie es auf die Länge der Führungslinie zu.

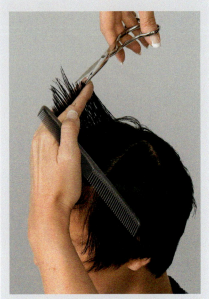

Bild 3 Step 24

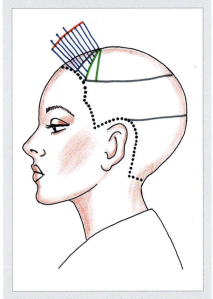

Bild 4 Abteillinie und Schnittlinie bei Step 24

Step 25

An den Seiten werden die folgenden Passees senkrecht abgeteilt und auf die Führungslinie zugeschnitten. Die Stufung der unteren Seitenpartie dient hier der Orientierung.

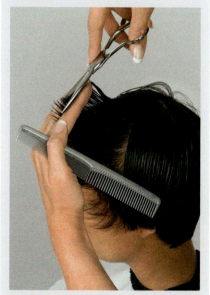

Bild 1 Step 25

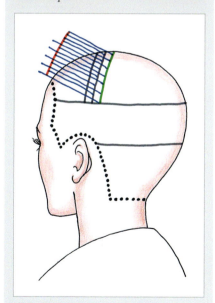

Bild 2 Abteillinien und Schnittlinie bei Step 25

Step 26

Die Stufung wird auf diese Weise fortgesetzt, bis das gesamte obere Seitensegment durchgestuft ist.

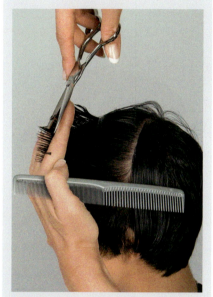

Bild 3 Step 26

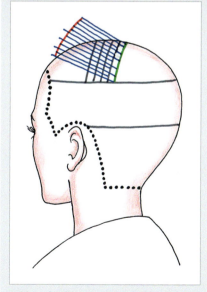

Bild 4 Abteillinien und Schnittlinie bei Step 26

Step 27

Nach dem Fertigstellen der Stufung wird im gesamten Haar ein Cross-Check durchgeführt, indem über den gesamten Kopf mit diagonalen Abteilungen die Sauberkeit der Schnittlinien überprüft und gegebenenfalls nachgeschnitten wird.

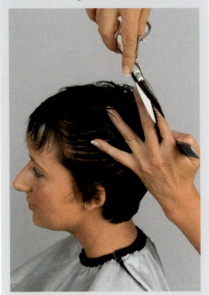

Bild 1 Step 27

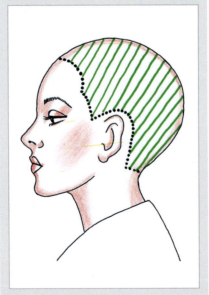

Bild 2 Abteillinien bei Step 27

Step 28

Der Grundschnitt ist fertiggestellt.

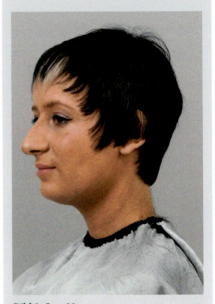

Bild 3 Step 28

Step 29

Die Einarbeitung von Fransen und Stützhaaren in den Grundhaarschnitt erfolgt mit Spezialwerkzeugen: hier das Einarbeiten von Stützhaaren durch Twisten, um einen „strubbeligen" Fransen- und Stützhaareffekt im Wirbelbereich zu erzielen.

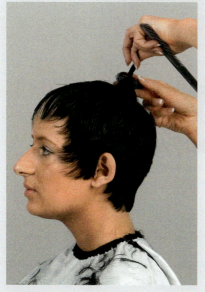

Bild 1 Step 29

Step 30

Der Haarschnitt nach der Ausarbeitung und dem Styling: ein frecher Kurzhaarschnitt mit weichen Fransen, die das Gesicht umspielen.

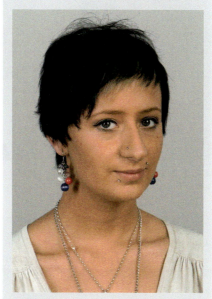

Bild 3 Step 30

6.3.5 Erweiternd verlaufende Stufung

Die erweiternd verlaufende Stufung ist eine Schnittform, bei der die Haare im Deckhaarbereich kürzer gestuft sind und die Haarlängen nach unten hin immer länger werden.

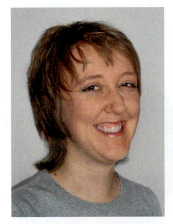

Bild 1 Beispiel erweiternd verlaufende Stufung, halblanges Haar

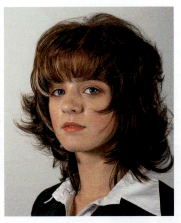

Bild 2 Beispiel erweiternd verlaufende Stufung, Langhaar

Die charakteristischen Merkmale der erweitert verlaufenden Stufung sind:

- aktivierte **Textur**
- **Volumenschwerpunkt** im oberen Bereich
- ovale **geometrische Grundform** des äußeren Umrisses

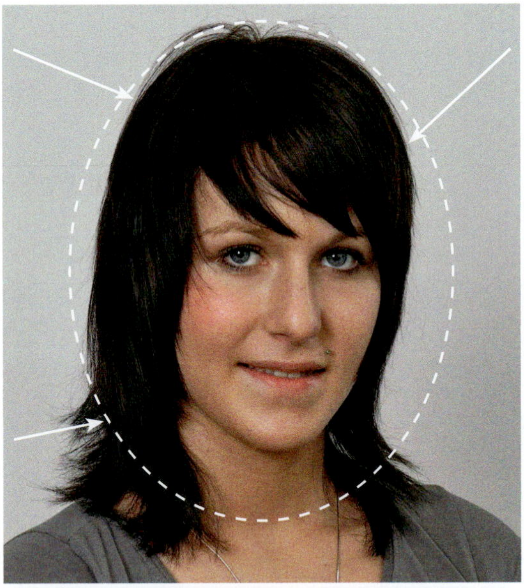

Bild 3 Merkmale der erweiternd verlaufenden Stufung

Erweiternd verlaufende Stufung

Step 1

Teilen Sie entlang der gesamten Kontur ein ca. 1 cm breites Passee für die Grundlinie ab.

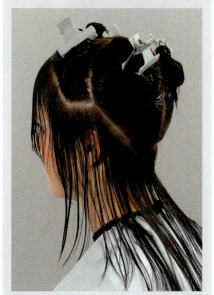

Bild 1 Step 1

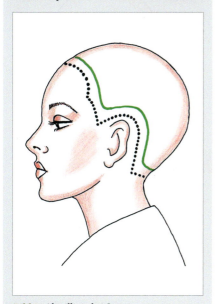

Bild 2 Abteillinie bei Step 1

Step 2

Schneiden Sie das abgeteilte Passee entlang der gesamten Kontur auf die Grundlänge der gewünschten Frisur zu.

Beginnen Sie im Nacken und halten Sie die Passees im natürlichen Fall ohne Abhebewinkel, damit keine Graduierung entsteht.

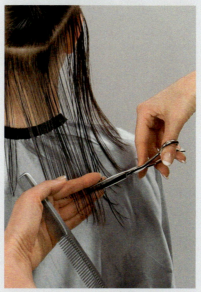

Bild 3 Step 2

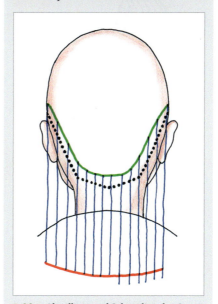

Bild 4 Abteillinie und Schnittlinie bei Step 2

Step 3

Schneiden Sie Grundlänge im vorderen Konturenbereich freihand, damit Wirbel berücksichtigt und die Haare an den Seitenkonturen nicht verzogen werden.

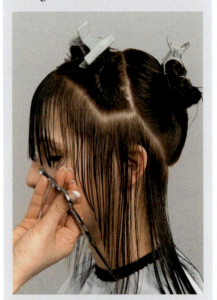

Bild 1 Step 3

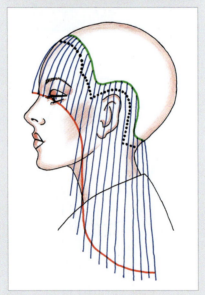

Bild 2 Abteillinie und Schnittlinie bei Step 3

Step 4

Vergleichen Sie nach dem Fertigstellen der Grundlänge, ob die Längen auf beiden Seiten exakt gleich lang sind.

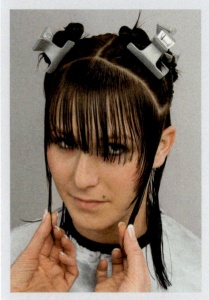

Bild 3 Step 4

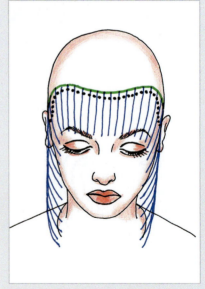

Bild 4 Längenvergleich bei Step 4

Erweiternd verlaufende Stufung

Step 5

Teilen Sie parallel zum Haaransatz ein weiteres, dickeres Passee ab. Kämmen Sie die Haare locker herab und schneiden Sie sie ebenfalls rundherum auf die Grundlänge zu.

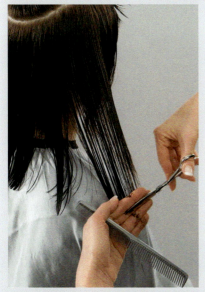

Bild 1 Step 5

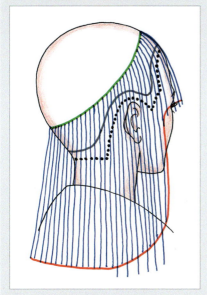

Bild 2 Abteillinie und Schnittlinie bei Step 5

Step 6

Kämmen Sie die restlichen Haare vom Mittelscheitel aus locker herab und schneiden Sie auch dieses Segment, also das gesamte Deckhaar, auf die Grundlänge zu.

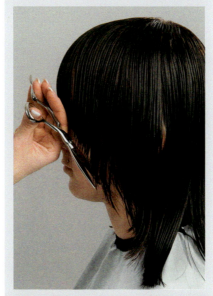

Bild 3 Step 6

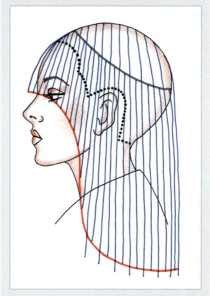

Bild 4 Schnittlinie bei Step 6

Step 7

Für das Erstellen der Führungslinie teilen Sie im Bereich des Mittelscheitels ein gut 1 cm breites Passee von der Stirn bis in den Nacken ab.

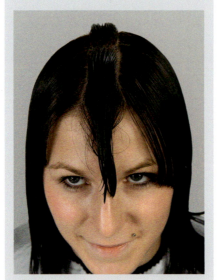

Bild 1 Step 7

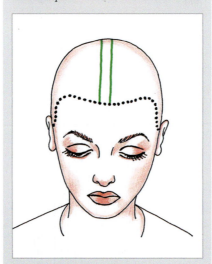

Bild 2 Abteillinie bei Step 7

Step 8

Schneiden Sie das abgeteilte Passee für die Führungslinie Stück für Stück auf die Länge der gewünschten Stufung. Beginnen Sie damit im Stirnbereich und setzen Sie die Führungslinie nach hinten bis in den Nacken hin fort.

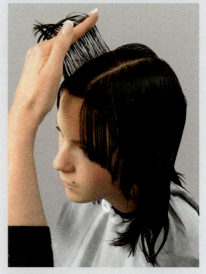

Bild 3 Step 8

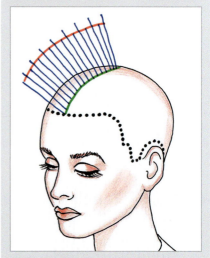

Bild 4 Abteillinie und Schnittlinie bei Step 8

> **! Merke**
>
> Bei der erweiternd verlaufenden Stufung beginnen Sie den Haarschnitt im Ponysegment. Hier muss der Volumenaufbau nicht von unten erfolgen, da die unteren Haare kaum zum Volumen beitragen. Wichtiger ist die Verbindung der Längen von Oberkopf- und Nackensegment, die erreicht wird, wenn Sie die unteren Haare in einem großen Abhebewinkel nach oben ziehen. Dieser wird umso größer, je größer der Längenunterschied zwischen Deckhaar und Nackenhaaren ist.

Erweiternd verlaufende Stufung

Step 9

Setzen Sie die Länge der Führungslinie nach hinten hin so fort, dass die Stufung immer länger, d. h. erweitert wird.

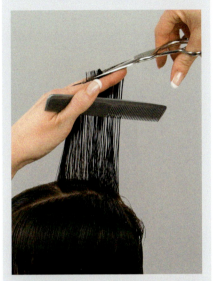

Bild 1 Step 9

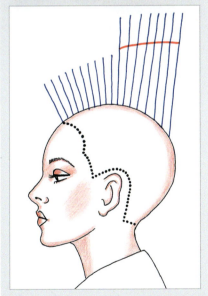

Bild 2 Abteillinie und Schnittlinie bei Step 9

Step 10

Halten Sie die Passees im Nackensegment so, dass Sie die Führungslinie im Nacken mit der Grundlinie verbinden können.

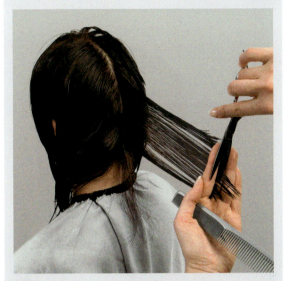

Bild 3 Step 10

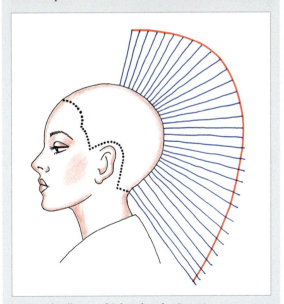

Bild 4 Abteillinie und Schnittlinie bei Step 10

Step 11

Kämmen Sie die fertiggestellte Führungslinie so, wie die Frisur später frisiert werden soll, und überprüfen Sie den Fall der Stufung.

Step 12

Zum Schneiden der Stufung des Ponysegments teilen Sie parallel zur Führungslinie das nächste Passee ab. Achten Sie auf sternförmige Abteilungen, um die Kopfform zu berücksichtigen.

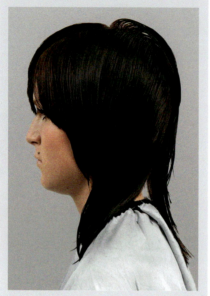

Bild 1 Step 11

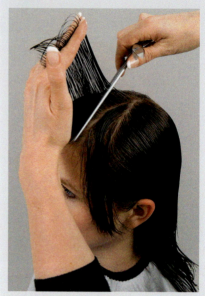

Bild 3 Step 12

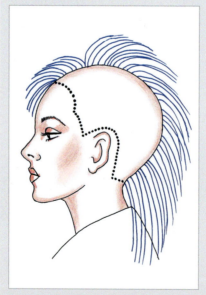

Bild 2 Fall der Haare bei Step 11

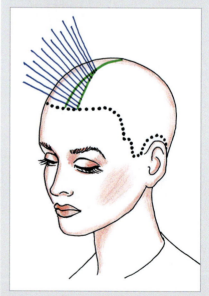

Bild 4 Abteillinie bei Step 12

Step 13

Schneiden Sie das abgeteilte Passee auf die Länge der Führungslinie zu. Stellen Sie dabei die Verbindung zur Grundlinie her.

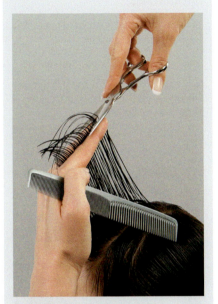

Bild 1 Step 13

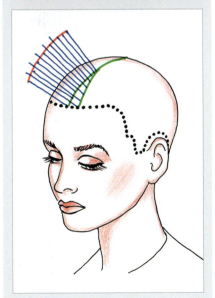

Bild 2 Abteillinie und Schnittlinie bei Step 13

Step 14

Teilen Sie im Ponysegment weitere Passees ab und schneiden Sie sie auf die Länge des vorherigen Passees zu. Achten Sie auf einen Haltewinkel von 90°.

Schneiden Sie auf diese Weise das gesamte Ponysegment.

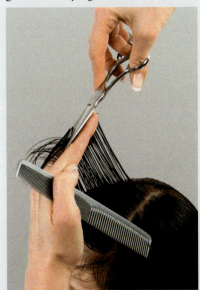

Bild 3 Step 14

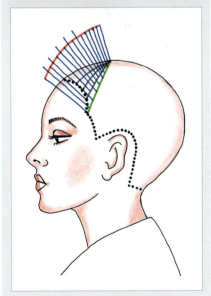

Bild 4 Abteillinien, Haltewinkel und Schnittlinie bei Step 14

Step 15

Setzen Sie als Nächstes die Stufung im oberen Seitensegment fort: Teilen Sie ein senkrechtes Passee parallel zum letzten Passee des Ponysegmentes ab und schneiden es auf dessen Länge zu. Am oberen Rand des Passees dient die Führungslinie entlang des Mittelscheitels der Orientierung.

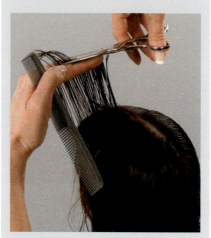

Bild 1 Step 15

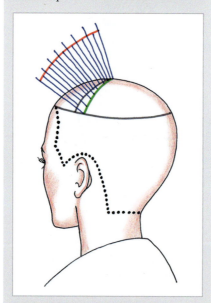

Bild 2 Abteillinie und Schnittlinie bei Step 15

Step 16

Teilen Sie weitere senkrechte Passees parallel zum vorherigen ab und schneiden Sie sie auf die Länge der Stufung zu.

Auch hier dient die Führungslinie entlang des Mittelscheitels der Orientierung.

Stellen Sie so die Stufung des oberen Seitensegmentes fertig.

Die Stufung des oberen Seitensegmentes kann direkt hiernach oder nach dem Schneiden des Wirbelsegmentes erfolgen.

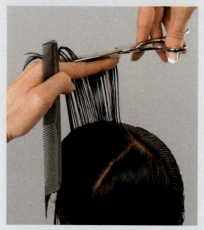

Bild 3 Step 16

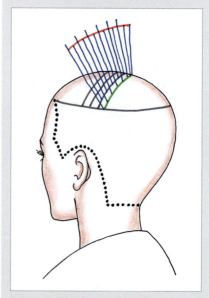

Bild 4 Abteillinien und Schnittlinie bei Step 16

Erweiternd verlaufende Stufung

Step 17

Setzen Sie die Stufung im Wirbelbereich fort. Achten Sie hier auf sternförmige senkrechte Abteilungen, um die Kopfrundung zu berücksichtigen.

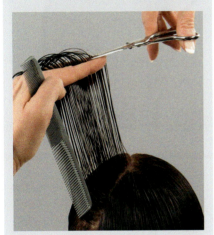

Bild 1 Step 17

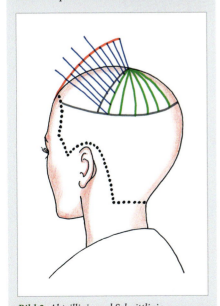

Bild 2 Abteillinie und Schnittlinie bei Step 17

Step 18

Nach dem Fertigstellen der Stufung im gesamten Oberkopfbereich folgt die Stufung des unteren Seitensegmentes.

Teilen Sie hierzu im vorderen Seitenbereich ein senkrechtes Passee ab. Unten wird dabei die Länge der Grundlinie erkennbar und dient der Orientierung.

Nach oben hin dient das bereits fertiggestufte Oberkopfsegment der Orientierung.

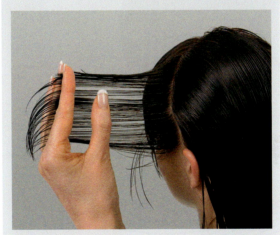

Bild 3 Step 18

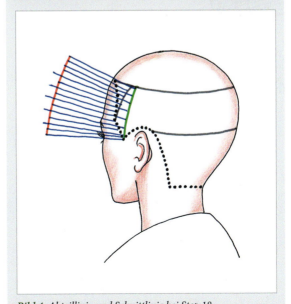

Bild 4 Abteillinie und Schnittlinie bei Step 18

Step 19

Schneiden Sie das abgeteilte Passee von der Grundlinie ausgehend stufig. Halten Sie das Passee so, dass von der Grundlinie zur Stufung des oberen Seitensegmentes eine Verbindung entsteht.

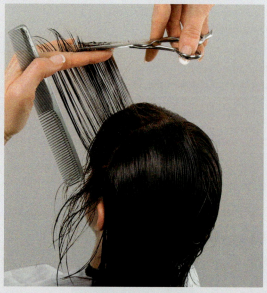

Bild 1 Step 19

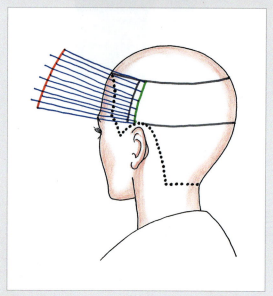

Bild 2 Abteillinie, Haltewinkel und Schnittlinie bei Step 19

Step 20

Teilen Sie weitere senkrechte Passees parallel zu den vorherigen ab und schneiden Sie sie auf die Stufung der vorhergehenden Passees zu.

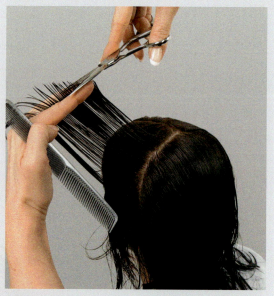

Bild 3 Step 20

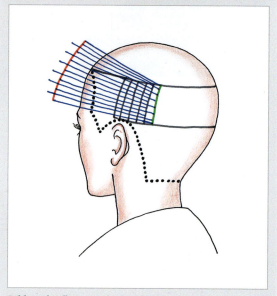

Bild 4 Abteillinien und Schnittlinie bei Step 20

Step 21

Setzen Sie diese Vorgehensweise auf beiden Seiten bis zur hinteren Mitte hin fort.

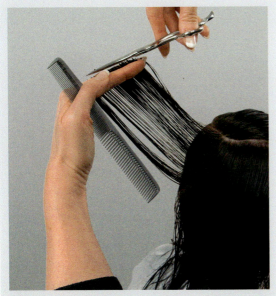

Bild 1 Step 21

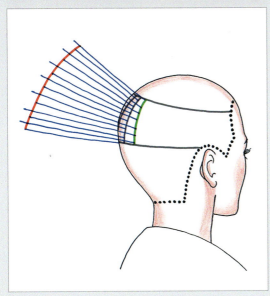

Bild 2 Abteillinien und Schnittlinie bei Step 21

Step 22

Überprüfen Sie, ob die Stufung auf beiden Seiten gleich lang ist.

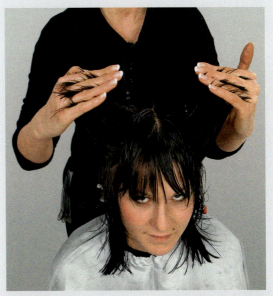

Bild 3 Step 22

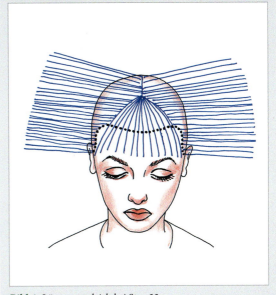

Bild 4 Längenvergleich bei Step 22

Step 23

Für die Stufung des Nackensegmentes teilen Sie schließlich ein senkrechtes Passee hinter dem Ohr ab. Halten Sie das Passee so, dass von oben die Stufung des Hinterkopfsegmentes und von unten die Grundlinie sichtbar wird und schneiden Sie die Verbindung.

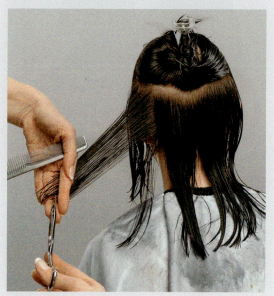

Bild 1 Step 23

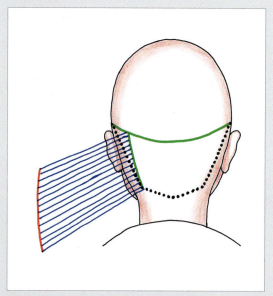

Bild 2 Abteillinie und Schnittlinie bei Step 23

Step 24

Teilen Sie weitere senkrechte Passees parallel ab und schneiden Sie sie auf die Stufung des vorhergehenden Passees. Gehen Sie so weiter vor, bis das gesamte Nackensegment stufig geschnitten ist.

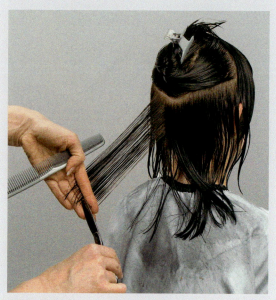

Bild 3 Step 24

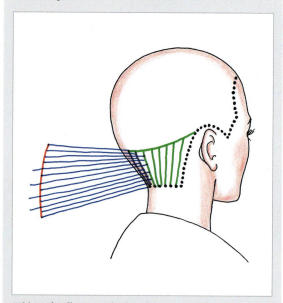

Bild 4 Abteillinien und Schnittlinie bei Step 24

Step 25

Überprüfen Sie nach dem Fertigstellen der Stufung, ob die Längen auf beiden Seiten gleich sind.

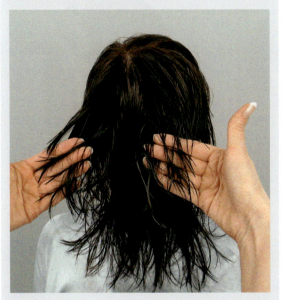

Bild 1 Step 25

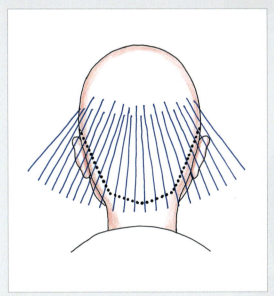

Bild 2 Längenvergleich bei Step 25

Step 26

Führen Sie zur Kontrolle abschließend einen Cross-Check durch, indem Sie nun diagonale Passees abteilen und auf gerade Schnittlinien hin überprüfen. Schneiden Sie mögliche Überstände dabei ab.

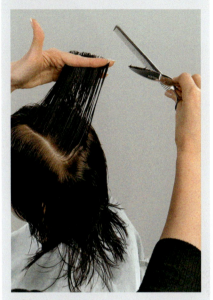

Bild 3 Step 26

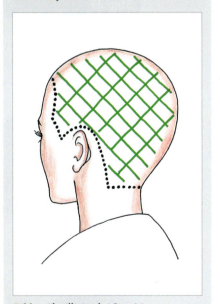

Bild 4 Abteillinien bei Step 26

Step 27

Der fertige Grundschnitt einer erweiternd verlaufenden Stufung

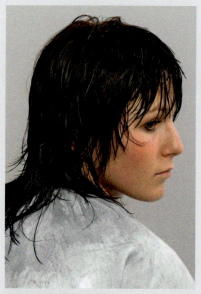

Bild 1 Step 27

Step 28

Es folgt die Ausarbeitung des Grundschnittes mit Spezialtechniken. Hier wurden Fransen mit der Slicing-Technik geschnitten.

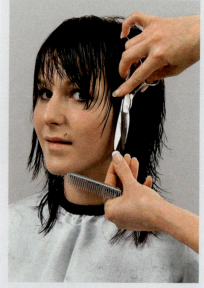

Bild 2 Step 28

Step 29

Die geföhnte und gestylte Frisur mit langen, fedrigen Fransen, die das Styling weich und beschwingt erscheinen lassen

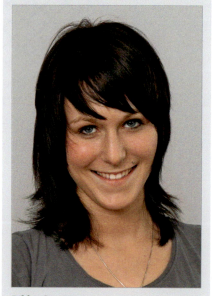

Bild 3 Step 29

6.4 Variationsbeispiele (Kurzanleitungen)

Die dargestellten Haarschnitte sind Grundformen. Sie müssen sie allerdings nicht in Reinform umsetzen. Vielmehr gibt es gerade bei den Trendhaarschnitten viele Frisuren, die eine Kombination aus Elementen zweier Grundformen darstellen. Im Folgenden werden zwei typische Beispiele in Kurzform erläutert.

6.4.1 Pilzkopf (uniforme Stufung und Graduierung)

Beim Pilzkopf entspricht das Nackensegment einer uniformen Stufung, der restliche Oberkopfbereich einer kompakten Form bzw. leichten Graduierung.

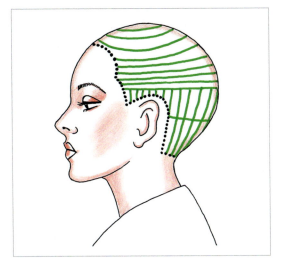

Bild 1 Abteilschema

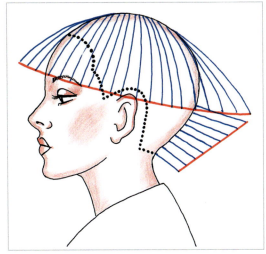

Bild 2 Schnittlinien und Abhebewinkel

- Zunächst schneiden Sie das Nackensegment der uniformen Stufung entsprechend stufig.
- Oberhalb des Ohres bestimmen Sie dann von beiden Schläfen bis zur hinteren Mitte die Grundlinie.
- Dann schneiden Sie alle darüberliegenden Haare – mit einem leichten Abhebewinkel für eine minimale Graduierung – auf die Grundlänge.

6.4.2 Gestufter Bob (Graduierung und uniforme Stufung)

Beim gestuften Bob erstellen Sie zunächst eine Graduierung. Dann schneiden Sie das Deckhaar entsprechend einer uniformen Abstufung stufig. Durch diese Vorgehensweise erreichen Sie eine spezielle Stufung mit einem prägnanten Volumenschwerpunkt als bei der reinen uniformen Stufung.

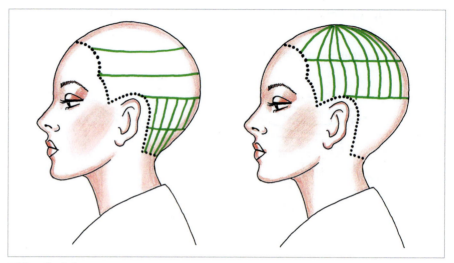

Bild 1 Abteilschema

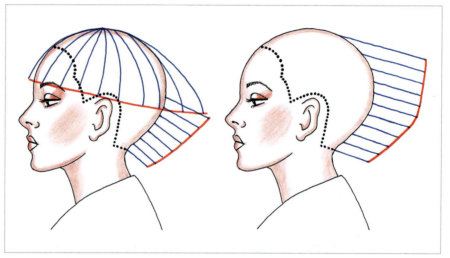

Bild 2 Schnittlinien und Abhebewinkel

- Schneiden Sie das Haar zunächst wie bei einer Graduierung in einem leichten Abhebewinkel auf die Grundlänge. Dies muss nur bis zur Höhe des Okzipitalknochens erfolgen, da das darüberliegende Haar durch die Stufung erfasst wird.
- Dann schneiden Sie das Deckhaar vom Mittelscheitelsegment aus stufig. Wichtig ist, dass Sie die Längen der Führungslinie im Mittelscheitelsegment mit den Längen der Graduierung verbinden. So erhalten Sie einen stärkeren Volumenschwerpunkt im unteren Drittel der Frisur.

6.5 Spezielle Haarschneidetechniken

6.5.1 Objektverschiebung

Bei der Objektverschiebung beziehen Sie die Kundin in die Frisurerstellung mit ein. Sie stellt sich hinter den Friseurstuhl und kann sich mit den Armen auf der Rücklehne abstützen. Dann beugt sie sich mit geradem Rücken nach vorne, Wirbelsäule und Rückgrat bilden dabei eine gerade Linie. Dadurch fallen die Haare zum Gesicht.

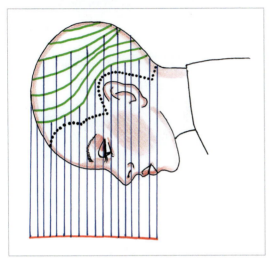

Bild 1 Schnittlinien und Abhebewinkel

- Zuerst teilen Sie die Haare entlang der Kontur zum Schneiden der Grundlinie ab. Sie schneiden freihand eine waagerechte Linie, die später die vordere Kontur bestimmt und das Gesicht optimal umrahmt.

- Parallel teilen Sie nun weitere Passees ab und schneiden sie auf die Grundlinie zu. Dies setzen Sie fort bis zum Mittelscheitel im Hinterkopf- und Nackenbereich. Wichtig ist, dass die Kundin ihre Haltung stets korrekt beibehält. Natürlich können Sie kleine Pausen einrichten, damit es für die Kundin nicht zu anstrengend wird.

- Am Schluss richtet sich die Kundin wieder auf und die Frisur kann durch Slicen nachgearbeitet werden.

Durch die Objektverschiebung entsteht zum einen eine harmonische Umrahmung des Gesichtes, weil die Passees des Konturenbereiches nicht verzogen werden können. Zum anderen bildet sich die Form des Hinterkopfes in der Stufung ab. So entsteht eine gestufte Langhaarfrisur, bei der das Deckhaar relativ lang bleibt und die Hinterkopfpartie der Frisur eine harmonische S-Form annimmt.

6.5.2 Messerformschnitt

Der Messerhaarschnitt wird, wie der Name schon sagt, mit dem Messer geschnitten, und zwar ausschließlich. Lediglich für die Konturen kommen Schere oder Maschine zum Einsatz.

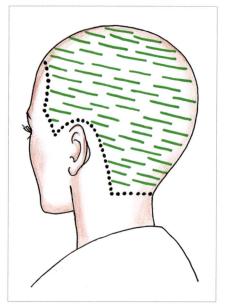

Bild 1 Abteilschema

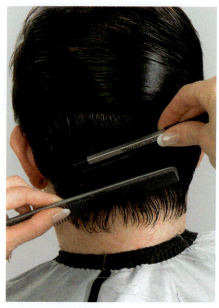

Bild 2 Arbeitsweise

- Vom Nacken aus arbeiten Sie nach oben hin. Kämmen Sie die Haare oberhalb des Nackensegmentes zur Seite. Die Nackenhaare kämmen Sie herab, dann arbeiten Sie mit dem Messer die Form heraus, wie *Bild 2* zeigt.
- Kämmen Sie schichtweise weitere Passees herab und bearbeiten Sie sie mit dem Messer. So fahren Sie fort, bis das gesamte Haar geschnitten ist.
- Abschließend können Sie die Konturen mit der Haarschneideschere oder dem Konturenschneider „abstecken", d. h. in Form schneiden.

 Merke

Beim Messerschnitt ist das häufige Kämmen und Gucken wichtig. Das Haar wird nach seinem natürlichen Fall modelliert, was durchaus mit dem Modellieren einer Skulptur vergleichbar ist.

Stichwortverzeichnis

Abhebewinkel	10, 29, 30
Abteilen	16
Afrokrause	35
Anatomie	37
Ansatzvolumen	36
Ansatzwelle	37
Ansatzwinkel	15
Arbeitsposition	32
Auge	18, 20
Ausdünnen	17
Basisschnittformen	7, 43
beidseitige Zahnung	22
Bob	31, 108
Carréschnitt	42
Channel-Cutting	13
chemische Brückenbindungen	34
Chipping	13, 42
Courrèges-Schnitt	7
Cross-Check	42, 74
Daumenring	20, 33
Deckhaare	21
Deckhaarlinie	69
Deckhaarsegment	72
Desinfektion	24, 25
Effilieren	21
Effilierschere	17, 21
Einlängen-Haarschnitt	9
einseitige Zahnung	22
Ergonomie	32
ergonomisch	20
ergonomisches Werkzeug	33
erweiternd verlaufende Stufung	7, 43, 92 ff
Fallrichtung	9
Fassonschnitt	20, 38
Fingerhaken	18
Five-Point-Cut	7
Fixieren	40
Fransen	12, 14
Fransenschnitt	9
freihand schneiden	28
Frisieren	37
Frisiermittel	36
Frisurenfinish	23
Führungslinie	41
Ganggenauigkeit	25
Gangschliff	19
Gartenzaun-Effekt	16, 22
Geheimratsecken	37
geometrische Grundform	44, 54, 76, 92
Graduierung	7, 10, 30, 43, 54 ff, 64 ff
Grundlinie	28, 41
Grundtechniken	8
Haaransatz	37
Haardiagnose	34
Haarschneidemaschinen	24
Haarschneideschere	11, 18, 20
Haarstruktur	35
Halm	18
Haltungswechsel	26, 32
Hinterkopfsegment	68
Hohlschliff	19
Hygieneverordnung	25
Kämmen	27
Klingengeräte	18, 23
Klingenmesser	23
kompakte Form	7, 43, 44
Kontrollschnitt	42
Kontur	9, 24
Konturenschneider	24
Konturlinie	44
Kopfform	38
Kopfrundung	73
Körperhaltung	32
Kreuzscheitel	39
Längsschnitt	9, 11
Maschinen	24
Mesche	9
Messer	12
Messerformschnitt	110
Messerhaarschnitt	17
Mikropony	28
Mikrozahnung	19
Modellieren	23
Modellierer	11, 12, 23
Modellierschere	21
Modifizierung	40, 42
Nackenansatz	37
Nackenhaare	21
Nackensegment	56
Oberbeck	18
Objektverschiebung	109
Okzipitalknochen	38
Orientierung	40, 41
Passee	9
Pilzkopf	42, 107
Point-Cut-Schere	22
Point-Cutting	15
Pointen	15
Ponysegment	56, 99
Proportionen	38
Puffer	18
Querschnitt	9
Rasiermesser	11, 23
Rasiermesserschliff	11, 19
Razor	12, 24
Schere	18
Scherengröße	18
Scherenhaltung	26
Schläfenpartie	31
Schleifen	11
Schleiftechniken	8
Schneide	19
Schneideblätter	19
Schnittführung	24, 39, 40
schnitthaltig	19
Schnitthaltigkeit	25
Schnittlinie	34
Segmentierung	40
Sifter	23
Slicen	12
Softer	22
Spezialschere	14
Spezialtechniken	8, 12
stationäre Haltung	29
sternförmiges Passee	16, 73
Stirnansatz	37
Stirnglatze	37
Stufung	11
Stumpfschneiden	9
Stumpfschneidetechniken	8
Stumpfschnitt	44
Stützhaare	14, 15, 16
Systematik	43
Textur	44, 54, 76, 92
Trimmer	25
Twisten	14, 16
Überziehen	31
Undercut	31
uniforme Stufung	7, 43, 76 ff
Unterbeck	18
Vidal Sassoon	7
Volumenschwerpunkt	44, 54, 76, 92
Wechselklingen	23
Werkzeugpflege	25
Werkzeugreinigung	25
Wirbel	14, 36, 37
Wuchsrichtung	36
Zahnung	22

Bildquellenverzeichnis

Andresen, Dirk, Koblenz-Güls: 9/1, 9/3, 9/4, 10/1–4, 11/1–2, 12/1–2, 13/1–4, 14/1–3, 15/1–3, 16/1–4, 17/1–2, 18/2, 21/2, 21/4, 22/4, 25/2, 26/2–3, 27/1–4, 28/1–3, 29/1–2, 30/1–4, 31/1–2, 31/5, 34/2, 36/1–2, 36/4, 37/1–2, 39/1–3, 40/1–3, 41/1–3, 42/1–2, 44/1, 44/3, 45/1–2, 46/1–2, 47/1–2, 48/1–2, 49/1–2, 50/1–2, 51/1–2, 52/1–2, 53/1–4, 54/2–3, 55/1–2, 56/1–2, 57/1–2, 58/1–2, 59/1–2, 60/1–2, 61/1–2, 62/1–2, 63/1–2, 64/1–2, 65/1–2, 66/1–2, 67/1–2, 68/1–2, 69/1–2, 70/1–2, 71/1–2, 72/1–2, 73/1–2, 74/1–2, 75/1–4, 76/1, 76/3, 77/1–2, 78/1–2, 79/1–2, 80/1–2, 81/1–2, 82/1–2, 83/1–2, 84/1–2, 85/1–2, 86/1–2, 87/1–2, 88/1–2, 89/1–2, 90/1–2, 91/1–2, 92/1, 92/3, 93/1–2, 94/1–2, 95/1–2, 96/1–2, 97/1–2, 98/1–2, 99/1–2, 100/1–2, 101/1–2, 102/1–2, 103/1–2, 104/1–2, 105/1–2, 106/1–3, 110/2

Bußmann, Marko, Berlin (Frisur Volker Wolf-Strahm): 38/1

Corbis/Claire Artman/zefa: 35/3

Cornelsen Verlagsarchiv: 9/2, 76/2

Focke, Gerd, Berlin: 22/2

Friseur und Kosmetik Innung Cottbus/Dietmar Kreisl: 35/2, 43/3, 43/4, 44/2, 92/2

Getty images/DK STOCK/Bruce Talbot: 35/1

hairdreams® Haarhandelsgesellschaft, Graz-Gösting: 31/4

Heinisch, G., Berlin: 7/1, 7/2, 8/1, 8/2, 11/3–4, 14/4, 19/1–3, 31/3, 34/1, 38/2–3, 45/3–4, 46/3–4, 47/3–4, 48/3–4, 49/3–4, 50/3–4, 51/3–4, 52/3–4, 55/3–4, 56/3–4, 57/3–4, 58/3–4, 59/3–4, 60/3–4, 61/3–4, 62/3–4, 64/3–4, 65/3–4, 66/3–4, 67/3–4, 68/3–4, 69/3–4, 70/3–4, 71/3–4, 72/3–4, 73/3–4, 74/3–4, 77/3–4, 78/3–4, 79/3–4, 80/3–4, 81/3–4, 82/3–4, 83/3–4, 84/3–4, 85/3–4, 86/3–4, 87/3–4, 88/3–4, 89/3–4, 90/3, 93/3–4, 94/3–4, 95/3–4, 96/3–4, 97/3–4, 98/3–4, 99/3–4, 100/3–4, 101/3–4, 102/3–4, 103/3–4, 104/3–4, 105/3–4, 107/1–2, 108/1–2, 109, 110/1

Henkel AG & Co. KGAG® 2008: 43/2

Jaguar Stahlwarenfabrik GmbH, Solingen, www.jaguar-solingen.com: 21/3, 22/1, 23/2–3, 24/2–3, 25/1, 33/2

picture-alliance/sander/Katrin Stein: 35/4, Helga Lade/Rainer Binder: 43/1, Frederik v. Erichsen: 54/1

Tondeo Werk GmbH Solingen, www.tondeo.de: 18/1, 20/1–3, 21/1, 22/2, 23/1, 24/1, 26/1, 33/1, 33/3–4

In einigen Fällen war es uns nicht möglich, die Rechteinhaber zu ermitteln. Selbstverständlich werden wir berechtigte Ansprüche im üblichen Rahmen vergüten.